はじめての ドレーン管理

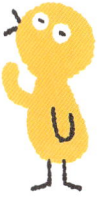

市立豊中病院外科部長
清水潤三

市立豊中病院看護部副主幹，皮膚・排泄ケア認定看護師
曽根光子 著

MC メディカ出版

はじめに

　外科だけでなく，医学はこの150年ほどの間に大きく進歩し，ヒトの寿命も約50年から約80年と飛躍的に延長しました．その進歩の中でドレーンに対する考え方が今大きく変わろうとしています．一部の外科医や看護師からするとビックリされることがドレーンに関して学会，論文に発表されています．

　10年前ぐらいまではとにかくどんな手術でもドレーンは入れておいたほうがよく，すぐに抜かずに，食事ができて問題なければ抜くとされていました．しかし今，ドレーンの必要性が臨床試験により次々と否定されています．またドレーンの留置期間についても，1999年に出た手術部位感染予防のCDCガイドラインでできるだけ早期に抜くことが推奨されました．ドレーンそのものも材質，形状の進歩があり，またドレーン刺入部のドレッシング材やパウチングの材料，方法に関しても進歩が見られます．

　これからドレーンについて勉強しようとしている方々にはドレーンに関して誰から学ぶかで大きな差が出るかもしれません．この本では現時点でどのようにドレーンを取り扱うのが患者さんに一番よいかを中心にまとめました．今後も医学はどんどん進歩していき，この本に書かれていることがまったく意味がない，という日がいつかくるかもしれません．しかし術後の患者さんの苦痛を一つでも減らしたいという気持ちはいつの日も変わらないと信じています．

　本書がこれからドレーンについて学ぶ方の一助になることを願っています．

2007年2月

清水　潤三

はじめての ドレーン管理 CONTENTS

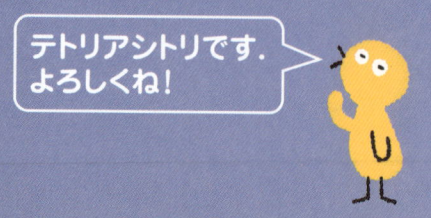
テトリアシトリです．よろしくね！

第1章 基礎編

1. ドレーンとは血液・膿・滲出液・消化液を体外に排出する管のこと……8
2. ドレーンの原理とチューブの種類，それぞれの特徴を知っておきましょう……10
3. ドレーン管理，何する？ 何みる？ 観察とケアの大原則……12
4. 固定の工夫，あれこれ……16
5. 閉塞・屈曲予防のために観察することは？……20
6. 皮膚のトラブルは長期留置，滲出液の多い場合に要注意！……22
7. 患者指導のポイントは？……26

- 重要事項穴埋めテスト……28

第2章 観察とケア編

1. 胃切除術後ドレーン……30
   ～濃い血性，100mL／時以上の血性排液は危険度A，即報告！
2. 直腸手術後ドレーン……32
   ～排液から便臭がしたら縫合不全を疑う！
3. 肝臓切除後ドレーン……34
   ～緑色の排液は胆汁瘻の危険！
4. 膵臓切除後ドレーン……36
   ～膵液漏出による大出血に注意！ アミラーゼ値1万単位／L以上は膵液瘻

⑤ 胆管チューブ……………38
　〜漿液性，1000mL／時以上の排液はチューブ逸脱の危険

⑥ 胸腔ドレーン……………40
　〜大気の流入厳禁！気体まじりの200mL／時以上の排液に注意！

⑦ 心囊ドレーン……………44
　〜血性排液の持続，凝血塊，排液の急激な減少に注意！

⑧ 脳室ドレーン……………48
　〜厳重に圧管理，感染・抜去厳禁！オーバードレナージ時は即クランプ

⑨ 硬膜外ドレーン……………52
　〜血性や透明な排液の流出が続くと危険！

⑩ 乳房切除・乳房温存術後ドレーン……………54
　〜腋窩部は30〜50mL／日になれば抜去します

● 重要事項穴埋めテスト……………56

第3章 テスト編

① ドレーンや臓器の名称，
　どんな手術後の挿入図なのかすぐわかりますか？……………58

② みて覚える！
　主要ドレーンの排液，正常／異常な色一覧……………60

③ 合併症＆トラブル発生！！
　まず何をする！？ それからどうする！？……………62

第1章
基礎編

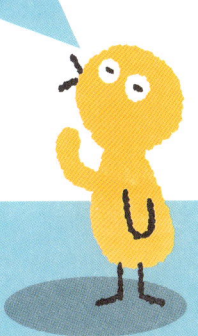

ドレーンとは血液・膿・滲出液・消化液を体外に排出する管のこと

基礎編 1

感染のコントロールや減圧目的で血液・膿・滲出液・消化液などを患者の体外に排出することをドレナージと呼び，そのために使用する管をドレナージチューブまたはドレーンといいます

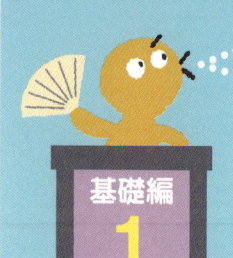

おもなドレーンとはたらきを理解しておきましょう

脳室ドレーン
水頭症の治療などで用いられます．脳圧の管理のため頭部の固定が重要．その他ミルキング厳禁など特有の注意点があります

心嚢ドレーン
心タンポナーデの治療，心臓手術後に用いられます．不整脈を誘発する可能性があります

胸腔ドレーン
気胸，肺手術後に用いられます．胸腔内の陰圧を保つため空気の流入は厳禁．ドレーンの先端を水中に入れて管理します

胆管ドレーン
閉塞性黄疸（胆管結石，膵癌）の治療，胆道手術後に用いられます．腹腔内逸脱や事故抜去により胆汁性腹膜炎を起こすので注意

膵管チューブ
膵手術後などに用いられます．チューブが閉塞すると膵炎をきたすので注意．膵液の漏れに注意します

腹腔ドレーン
腹水の治療，腹部の手術後に用いられます

消化管吻合部ドレーン
消化器の術後に用いられます．吻合部のそばに留置

注意のしどころがそれぞれ異なります

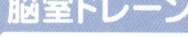

ドレーンの種類はその目的と方法によってわけられます

目的

治療的ドレーン
体内に貯留した液体（気体）を治療目的で排出します．
例 水頭症の脳室ドレーン，気胸の胸腔ドレーン，閉塞性黄疸の胆道ドレーン，膿瘍のドレーンなど．

予防的ドレーン
術後に血液，滲出液，消化液などの貯留が予想される場合，あらかじめ腹腔内や胸腔内の最も有効と思われる位置に挿入します．

情報ドレーン
異常事態が発生した場合，それを知らせてくれます．

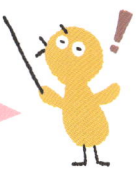

臨床現場ではそれほど厳密に区別されていませんが，こういう分類があることを知っておきましょう

方法

開放式（open）
ペンローズドレーンなどを用い，滅菌ガーゼで覆います．ドレナージの効率はいいが，逆行性感染の危険性が高くなります

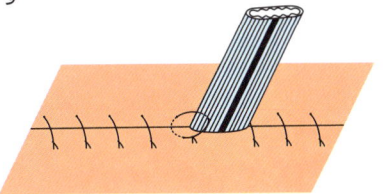

半開放式（semi-open）
ペンローズドレーンなどを用い，パウチで覆います

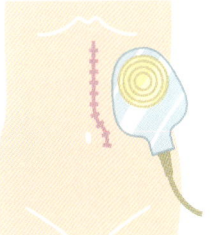

閉鎖式（closed）
ドレーンをチューブで排液バッグに接続し，外界から遮断します．患者さんが動きにくくなることがデメリット

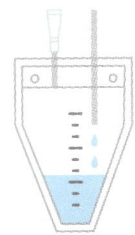

開放式に比べてここがよい点
① ドレナージ圧をコントロールしやすい
② 逆行性感染を起こしにくい
③ 排液量の計測がしやすい
④ 排液の採取がしやすい
⑤ 排液の性状を細かく観察しやすい

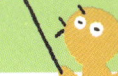

半閉鎖式は開放式と閉鎖式の両者のよい点をもちますが，パウチにコストがかかります

基礎編 2

ドレーンの原理とチューブの種類，それぞれの特徴を知っておきましょう

ドレーンの原理は受動的と能動的に，チューブの種類はフィルム型，チューブ型，サンプ型に大きくわかれます

受動的 ●●● 外部からの力を与えなくても管の中を液体が移動するしくみを利用します

サイフォンの原理
隙間のない管を利用して液体を移動させるしくみ

毛細管現象
細い管の内側を液体が上昇する現象

ウォーターシール現象
胸腔ドレーンはこの原理を利用しています

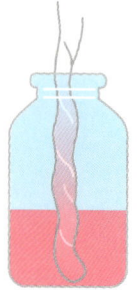

色のついた水に布製のひもなどをつけると…

ひもをつたって色水が上昇します．これも毛細管現象の一つです

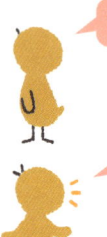

たとえば…

おっ

能動的 ●●● 吸引器に接続し陰圧をかけて能動的に排液します

●吸引器の例

J-VACドレナージシステム	SBバック	チェストドレーンバック

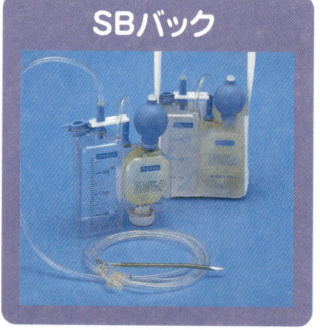
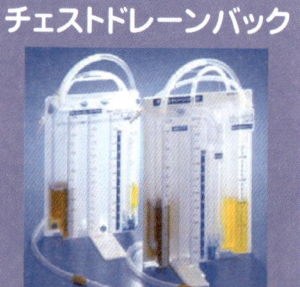

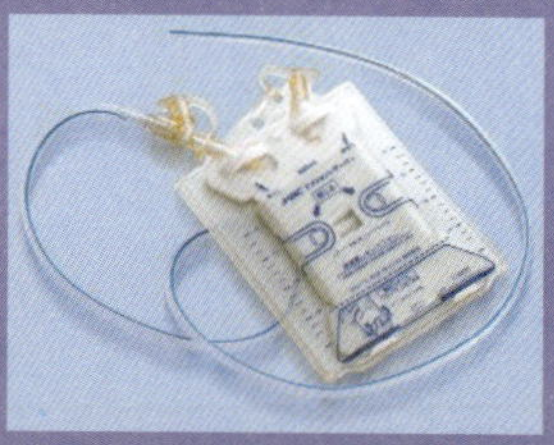

資料提供・ジョンソン・エンド・ジョンソン エチコン ジャパン
●バネの復元力で吸収

資料提供・住友ベークライト㈱
●バルーンが収縮する力で吸引

資料提供・住友ベークライト㈱
●胸腔ドレーンに使用

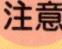
注意 設定どおりの吸引圧で動いているか常に注意しましょう

注意 排液量が多くなると吸引圧が低下するので排液をためすぎないように気をつけます！

ドレーンチューブの種類は？

フィルム型

開放式ドレーンとして使用　　毛細管現象を利用

欠点は
- 粘稠な排液では内腔がつぶれやすく
- 入れ替え困難で
- 洗浄しにくいこと

やわらかいので患者さんへの負担は軽くなります

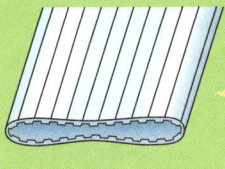
ペンローズ型

チューブ型

- 洗浄しやすい
- 入れ替え容易
- 粘稠な排液も可

多数の溝があり毛細管現象を利用します

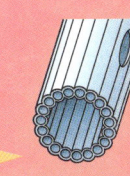 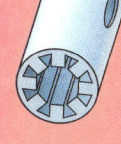 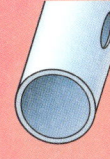 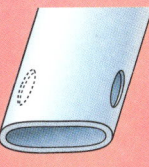
デューブル型　　プリーツ型　　単孔型　　平型

サンプ型

一方の腔から外気を導入して他方から体液を排出します

持続洗浄も可能で排液量の多いときや血性の高い排液に適しています

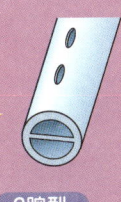 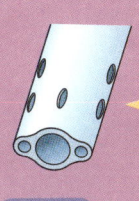
2腔型　　3腔型

その他に

ブレイク型　という型もあります

J-VACドレナージシステムと組み合わせて使います

内腔をもたないため詰まることなく強いドレナージ効果をもちます

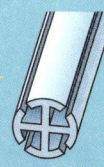 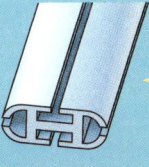

ラウンド型　　フラット型

基礎編 3 ドレーン管理，何する？何みる？観察とケアの大原則

挿入部位，排液の観察，固定方法，皮膚の保護，感染対策，患者指導，それぞれのポイントをおさえておきましょう

原則 1 挿入部位の確認 GO p.29〜

Point! → ドレーンの名称・目的・挿入位置を確認する

これをおさえなければ排液の正常・異常を判断できません！

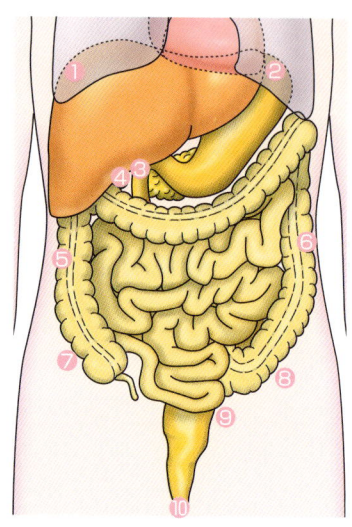

①右横隔膜下　②左横隔膜下　③ウインスロー孔
④モリソン窩　⑤右結腸傍溝　⑥左結腸傍溝　⑦右腸骨窩
⑧左腸骨窩　⑨骨盤腔　⑩ダグラス窩

Check!
□ ドレーンの先端はどこ？

Check!
□ ドレーンの目的は何？

特に腹部の術後はドレーンの数が多いので混同しないように要注意．おもな挿入部位を覚えておきましょう！

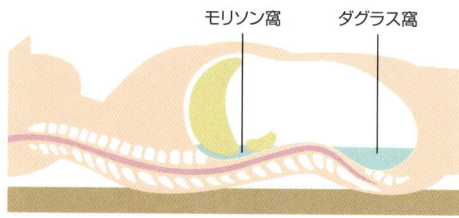

モリソン窩　ダグラス窩

● 排液のたまりやすい所
たとえば…仰臥位で排液が貯留しやすい部位にたまりやすくなります

手術室からの帰室時に執刀医や手術室看護師，手術記録などから直接確認し…

排液バッグやドレーンに一目でわかるように明記しておきましょう！

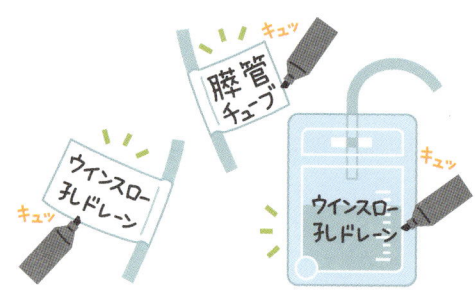

原則 2 　見逃すな！危険サイン〜排液の観察　GO p.29〜

〜ドレーンの挿入部位・目的で正常・異常の基準が異なります〜

Check! ① 排液の色は？

各ドレーンの正常な色と異常な色を把握しておきましょう

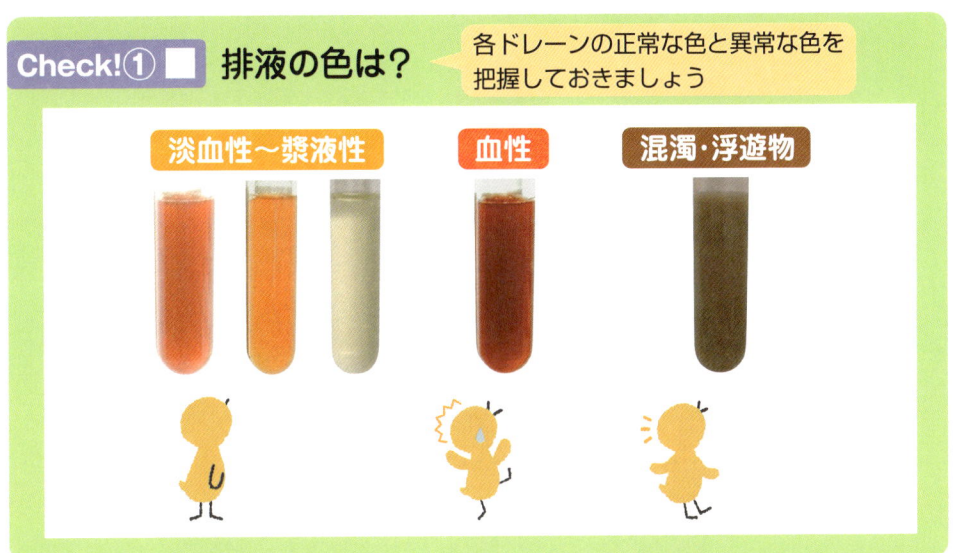

淡血性〜漿液性　　血性　　混濁・浮遊物

Check! ② 排液の性状は？

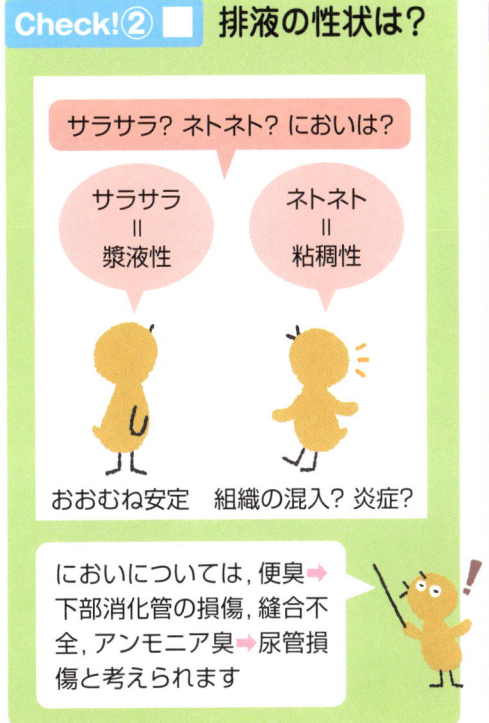

サラサラ？ ネトネト？ においは？

- サラサラ ＝ 漿液性 … おおむね安定
- ネトネト ＝ 粘稠性 … 組織の混入？ 炎症？

においについては，便臭➡下部消化管の損傷，縫合不全，アンモニア臭➡尿管損傷と考えられます

Check! ③ 排液の量は？

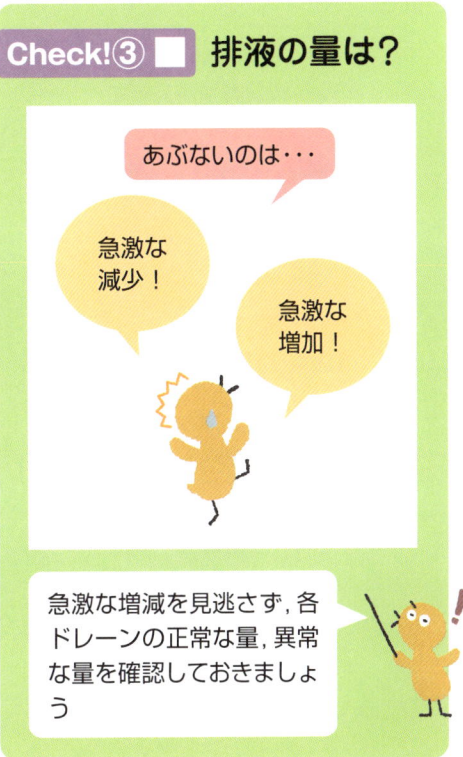

あぶないのは・・・
- 急激な減少！
- 急激な増加！

急激な増減を見逃さず，各ドレーンの正常な量，異常な量を確認しておきましょう

原則 3　効果的に排液されている？　GO p.20

- ☐ 排液量の急激な減少がないか？
  （体腔ドレーンの場合）
- ☐ 呼吸性移動はあるか？
  （胸腔ドレーンの場合）

体位変換時などに注意！
- ☐ ねじれ，たるみ，引っ張られ感はないか？
- ☐ ドレーンが体の下敷きになっていないか？
- ☐ 排液バッグの位置は適切か？

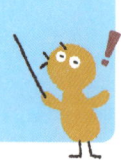

原則 4　固定方法は適切か？　GO p.16

Check!　まず全体をみて

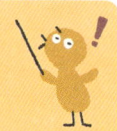

Check!　つぎに挿入部や固定部をみる

- ☐ ずれていないか？
- ☐ 脱落・埋没していないか？

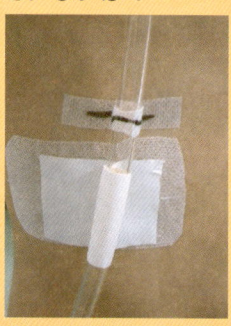

皮膚に貼ったテープとドレーンに巻きつけたテープにマーキングしてずれを予防します

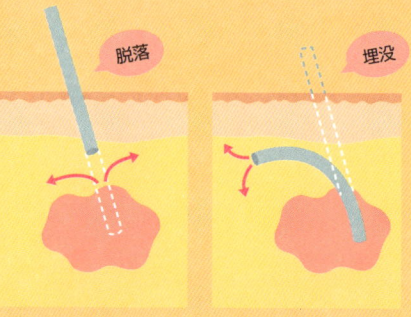

特に短く切ったドレーンに注意！

固定テープの汚れの有無にも注意！汚れると剥がれやすくなります

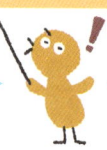

脳室ドレーンでは頭の位置を一定に保つ必要があります ➡ p.48

原則 5 皮膚の保護は大丈夫? GO p.22

- ☐ 固定テープの選択はOK?
- ☐ 皮膚の弱い患者さんの場合,あらかじめ予防しているか?
- ☐ 滲出液で刺激を与えていないか?
- ☐ 正しい固定,正しい貼り方&剥がし方をしているか?

原則 6 感染対策は万全か? GO p.25

- ☐ 特に頭蓋内ドレーンは感染を起こすと生命に直結する危険性あり!厳重注意

  頭蓋内はわずかな細菌の侵入でも重篤な髄膜炎を引き起こす危険性が高く厳重な管理が必要です

  詳しくは P.48〜へ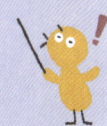

- ☐ ドレッシング材の汚染はないか?

  排液などで汚染されたドレッシング材をそのままにしておくと感染の原因になります.また周囲皮膚がふやけ,皮膚トラブルの原因になります

  詳しくは P.24へ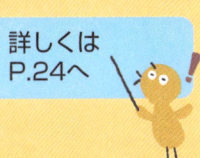

原則 7 患者さんへの指導は適切? GO p.26

- ☐ なるべく不自由さを感じなくていいように,でも抜けないように感染しないように

  脱落や感染を防ぐケアや指導を行いながら,できるかぎり患者さんが不自由さを感じない生活環境を整えます

- ☐ 急性期,離床期,退院期にわけて指導しましょう

  ドレーンの特徴や患者さんの日常生活に応じた指導を行います

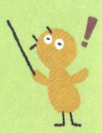

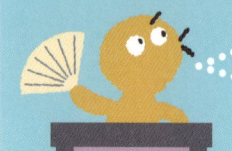

固定の工夫, あれこれ

挿入部の固定と挿入部以外の固定は意味と目的が異なります

挿入部の固定

強い固定は厳禁, しかしゆるすぎると脱落のおそれあり

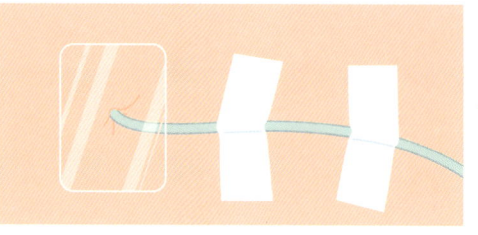

透明フィルムドレッシング材を貼付し, 観察可能にします

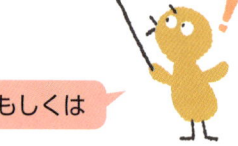

もしくは

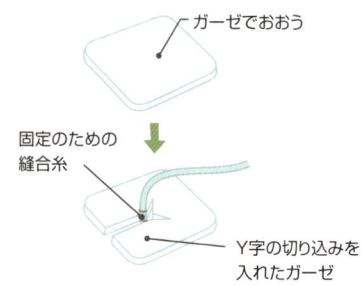

挿入部で皮膚を圧迫しないように切り込みを入れたガーゼを枕としてガーゼでおおいます

縫合部を強く結紮しすぎるとドレーンの閉塞につながります. しかし過度なゆるみは厳禁です

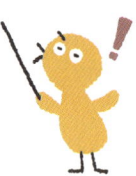

短いドレーンの場合

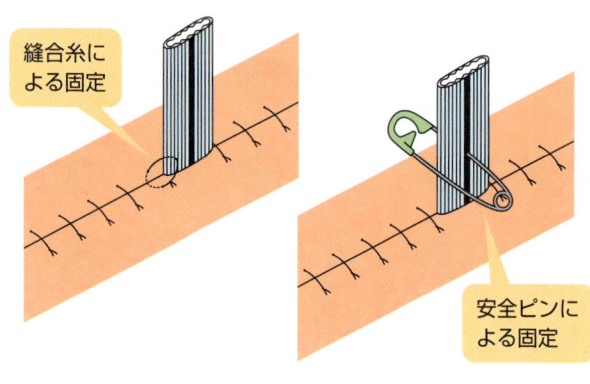

縫合糸による固定

安全ピンによる固定

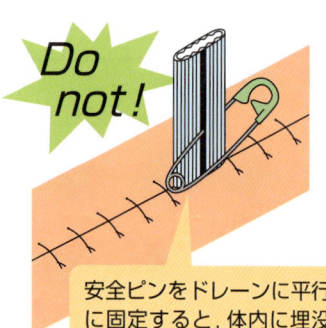

Do not!

安全ピンをドレーンに平行に固定すると, 体内に埋没する危険があります

挿入部以外の固定

> 挿入部以外でずれないようにきっちり固定することが必要です

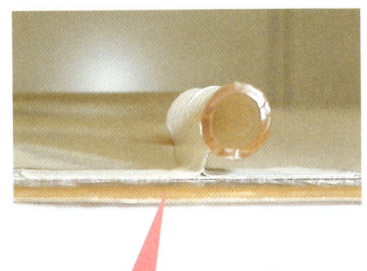

土台となるテープを貼り，

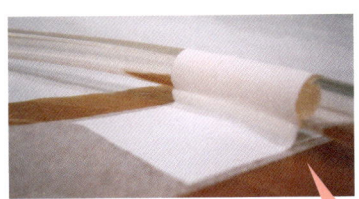

その上に皮膚から1cm程度の高さをつけるように，ドレーンにテープを巻きつけて固定します

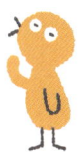

その訳は

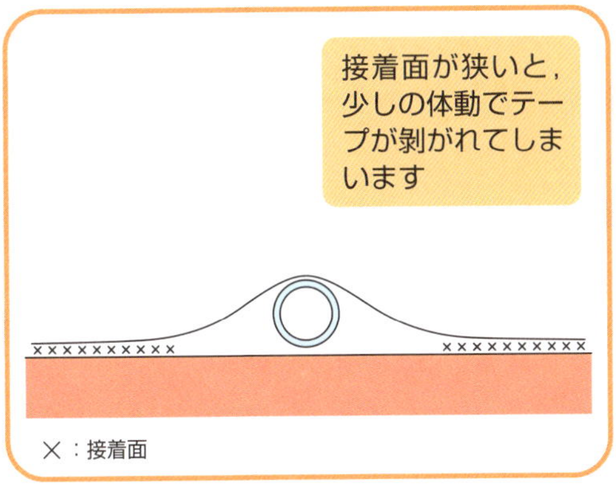

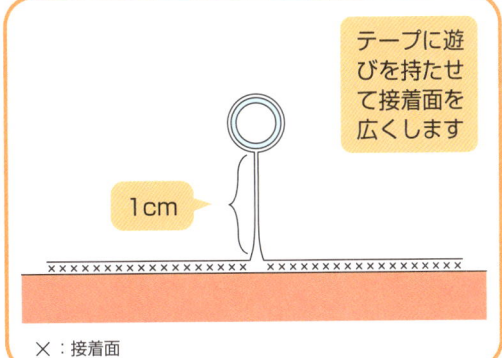

接着面が狭いと，少しの体動でテープが剥がれてしまいます

テープに遊びを持たせて接着面を広くします

1cm

×：接着面

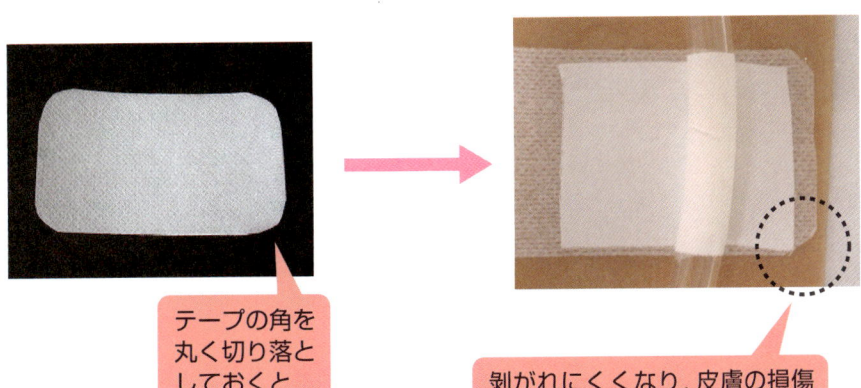

テープの角を丸く切り落としておくと

剥がれにくくなり，皮膚の損傷も防ぐことができます

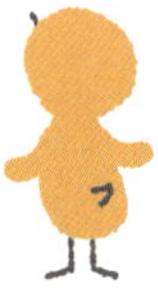

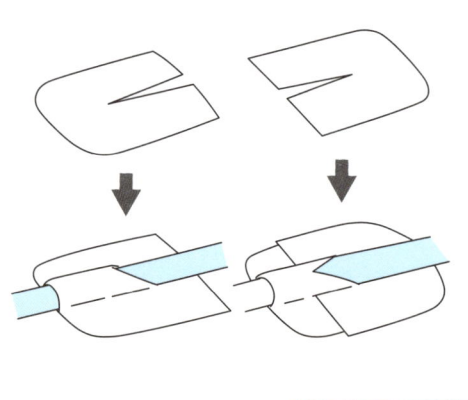
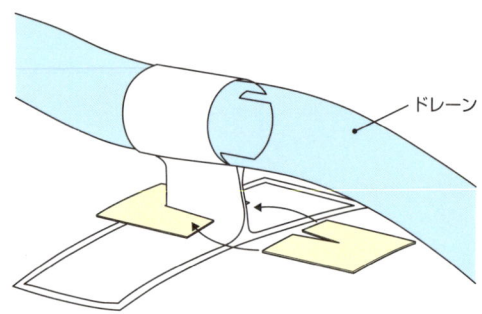

ドレーン

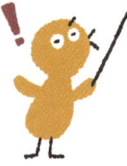
切り込みを入れたテープで補強し，体動やドレーンの重さによる剥がれを防ぎます

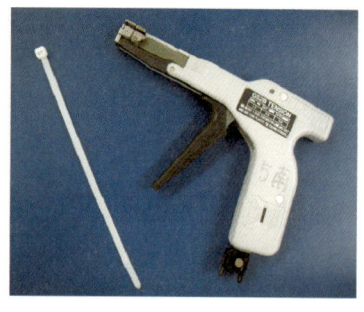
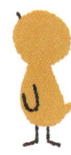
タイガン™は，胸腔ドレーンや心囊ドレーンなど，硬いチューブの接続部固定を強化するために用います

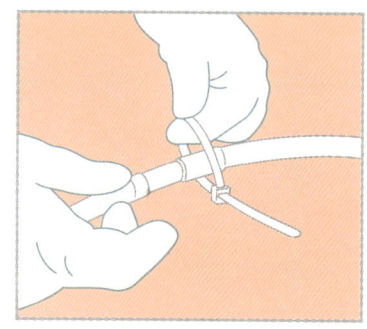
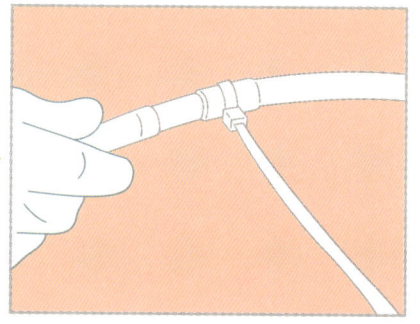

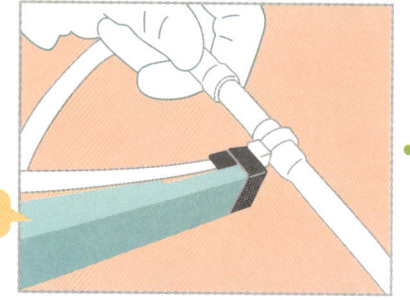
タイガン™
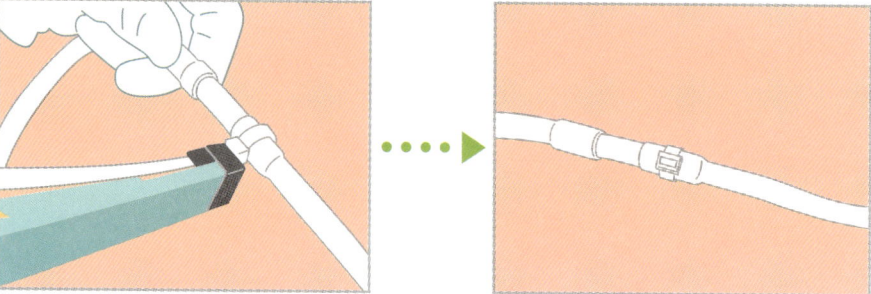

固定の全体図　ドレーンによって違いがあります

- 挿入部以外に1〜2ヵ所固定
- 接続部にゆるみはないか？
- チューブの屈曲はないか？たるんで逆流していないか？
- 排液バッグは挿入部側の挿入部より下の位置に

腹腔ドレーン

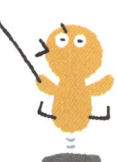

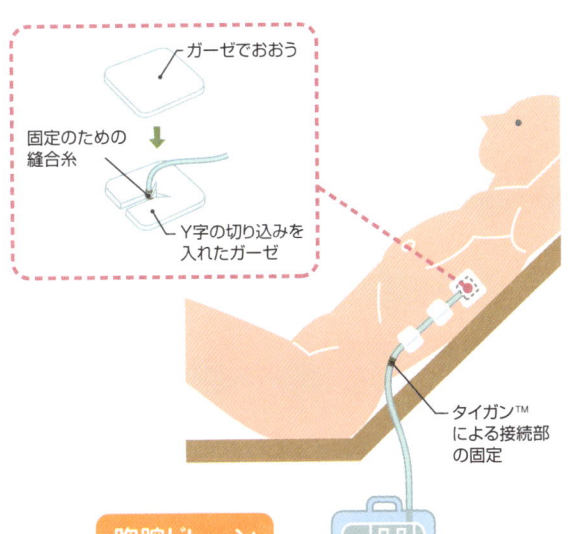

- ガーゼでおおう
- 固定のための縫合糸
- Y字の切り込みを入れたガーゼ
- タイガン™による接続部の固定

外気のドレーン内への流入は厳禁．ドレーンの先端を水の中に入れて管理します．接続部のはずれも厳禁なのでタイガン™で固定を強化します ➡p.40

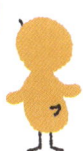

胸腔ドレーン

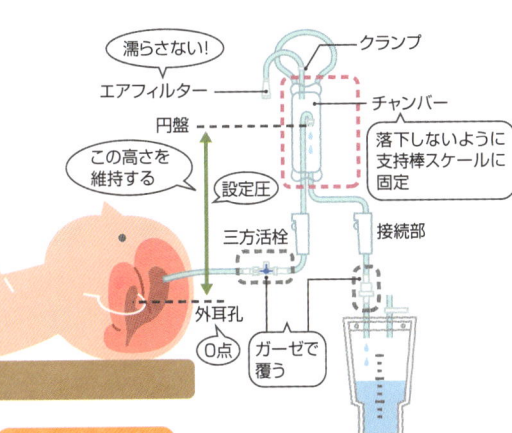

- 濡らさない！
- エアフィルター
- クランプ
- 円盤
- チャンバー
- この高さを維持する
- 設定圧
- 落下しないように支持棒スケールに固定
- 三方活栓
- 接続部
- 外耳孔
- 0点
- ガーゼで覆う

外耳孔の位置からチャンバーの円盤の位置までの高さを維持するよう，固定に注意が必要です ➡p.48

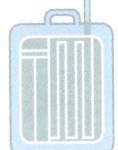

脳室ドレーン

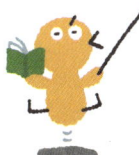

閉塞・屈曲予防のために観察することは？

基礎編 5

排液量の急な減少，呼吸性移動の有無，排液バッグの位置，チューブのねじれ，圧迫，細さに注意します

Check! ① 排液量が急に減少していないか？（体腔ドレーンの場合）

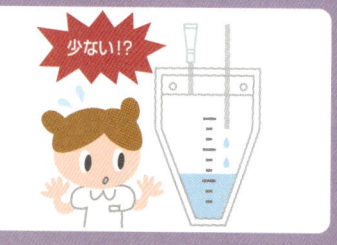

急激な減少は，凝血塊などによるドレーン閉塞の可能性があります

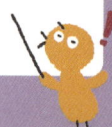

Check! ② 呼吸性移動の有無は？（胸腔ドレーンの場合）

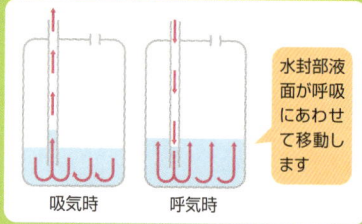

水封部液面が呼吸にあわせて移動します

吸気時　呼気時

胸腔ドレーンは水封ドレーンで管理しますが，水封部の液面の呼吸性移動がなくなった場合，ドレーン閉塞の可能性があります

Check! ③ ドレーン先端や排液バッグは挿入部位より下になっているか？

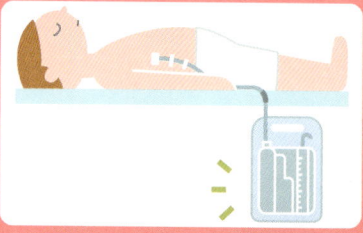

排液は重力にしたがって高い所から低い所に流れるので，挿入部位とドレーン先端の位置関係が重要です

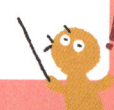

Check! ④ ねじ曲がっていないか？たるみはないか？引っ張られていないか？

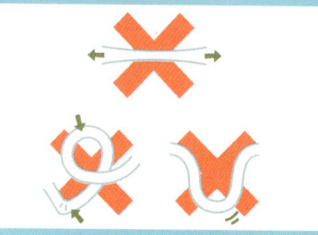

屈曲や過度のたるみは排液の流れのブロックや滞りにつながります

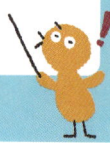

Check!⑤ ☐ ドレーンが体やベッドフレームなどで圧迫されていないか？

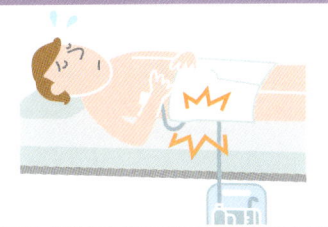

ドレーンが圧迫されると，その部分で排液がブロックされます

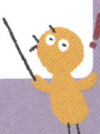

Check!⑥ ☐ 排液の粘稠度が高いのに細いチューブを使っていないか？

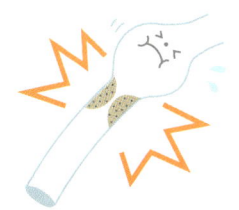

粘稠度に比してチューブが細い場合，ドレナージ不良につながります

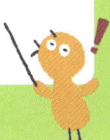

閉塞・屈曲予防のための工夫

- **工夫1** 縫合固定している部位から2～5cmの部位を挿入の方向に沿って固定
- **工夫2** 接続チューブを必要以上に長くしない
- **工夫3** 体位変換や移動の際に，患者さん自身の身体やポジショニング用枕，ベッドフレームなどで圧迫されていないか確認すること
- **工夫4** 排液の粘稠度に比して細すぎるチューブを使用しないこと
- **工夫5** ミルキングは適切に行われているか？
  - ●特に頻繁に行わなくてはならないのは？ ➡ 血性排液のある場合は30分～2時間毎に

ミルキングの方法 （手を使う場合とミルキングローラーを使う場合があります）

手を使う場合 片方の手で挿入部にゆるみをもたせてドレナージチューブの上端を圧迫します．反対側の手の示指と母指でチューブを圧迫します

ローラー使う場合

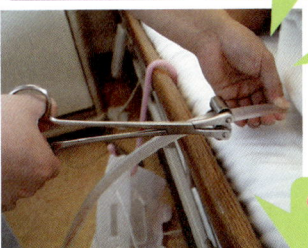

❶片方の手でドレーンを挟んで持ち

❷患者さんの身体や床面に手を密着させ固定します

❸もう一方の手でミルキングローラーを持ちドレーンを挟みます

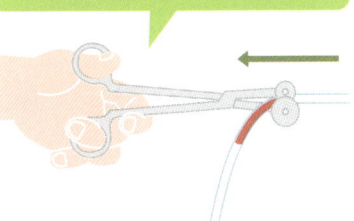

❹ミルキングローラーで挟んだまま手前に約20cm引いた後，ドレーンを持っていた手を離します

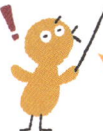

注意
- ●強すぎるとドレーン切断につながります
- ●施行前の確認不足による接続部のはずれに注意！

基礎編 6
皮膚のトラブルは長期留置，滲出液の多い場合に要注意！
正しい貼り方・剥がし方を守り危ない場合はしっかり予防

皮膚トラブル，こんな危険サインを見逃すな！

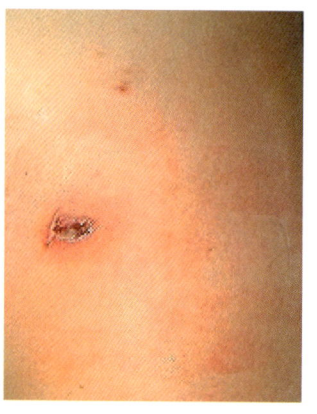

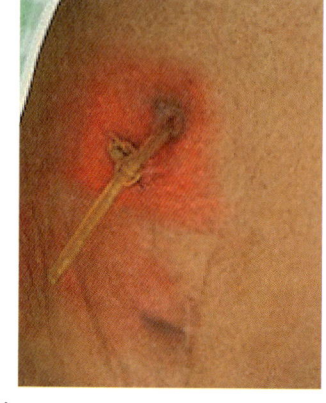

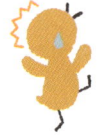 テープ貼付部に一致した発赤

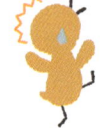 挿入部からの腸液漏れによる発赤

●皮膚トラブルを起こさないための鉄則は？

鉄則 1 皮膚にあったテープを選択する！
必要以上に粘着力の強いテープを選択していませんか？

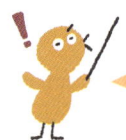 院内にあるテープの種類と特徴を把握し患者さんの皮膚や固定目的にあったテープを選択しましょう

鉄則 2 正しい貼り方・剥がし方を守る！

頻繁に貼り替えを行う場合は特に慎重に剥がすことが必要です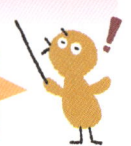

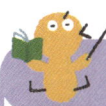
貼り方 Do&Do not

✕ ○

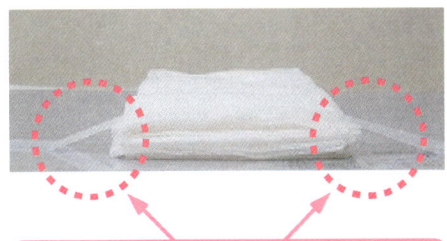

テープをピンと張ったまま貼ると、体動時に皮膚とテープとの間に緊張がかかり水泡の原因となります

ガーゼの角に沿うように貼ると、体の動きにフィットし緊張がかかりません

剥がし方 Do&Do not

● テープを剥がすときは力まかせに勢いよく剥がすと角質の剥離が多くなり皮膚障害を起こしやすくなります

剥がし方を誤ると表皮剥離や皮膚潰瘍をひき起こす場合があります

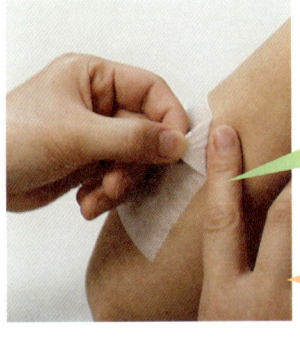

90°以上の角度をつけて、ゆっくりと剥がすことがポイント！

周囲の皮膚を押さえながら、

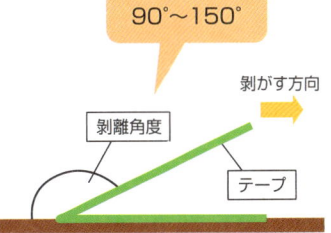

90°～150°

剥がす方向

剥離角度　テープ

● ただしフィルムドレッシングの場合は例外です

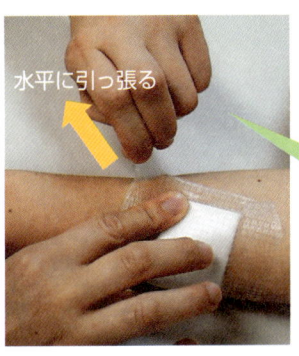

水平に引っ張る

フィルムドレッシングは、皮膚と水平方向に引っ張る

● 水平方向に引っ張ることで粘着剤の成分が壊れ剥がれやすくなります

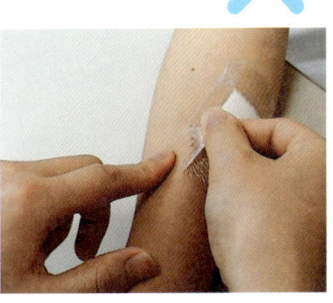

鉄則 3　術前に患者さんの体質を確認しておくこと

皮膚の弱い患者さんの場合，あらかじめ皮膚被膜剤や皮膚保護剤を使用し皮膚トラブルを予防する！

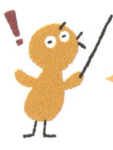
パッチテストを行い患者さんの皮膚にあった保護剤を選びます

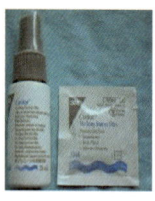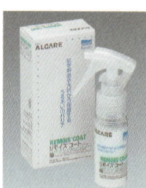

術後は一時的に皮膚が敏感になり，少しの刺激で皮膚トラブルを生じるときがあります

鉄則 4　滲出液の多い場合に要注意！

ドレーン挿入部周囲皮膚にあらかじめ緩衝作用のある皮膚保護剤を貼付します

- 排液が100mL/日を超える瘻孔
- ガーゼ交換が3回/日以上必要
- 排液に悪臭がする　ときは

滲出液が多いと…
↓
ドレッシング材が飽和状態になり
↓
皮膚のバリア機能が低下
↓
皮膚障害のリスク高 細菌が侵入しやすくなる

膵液などに特に注意

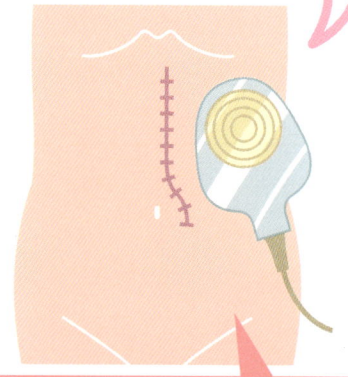

- パウチングによる排液回収を行います

感染予防のための原則

原則1 チューブ本体から排液バッグまでの接続はできるだけ少なくする

原則2 接続部位をはずして再度接続しなおすときは必ず接続部位を消毒する

原則3 排液の逆流を防ぐために排液バッグはチューブ挿入部位より高くしない

原則4 排液バッグは床につけない

原則5 チューブの挿入部位はできるだけフィルムドレッシングで密閉する

ワンポイントレクチャー

CDCガイドラインのドレーンに関する推奨・勧告は？

1999年手術部位感染予防のCDCガイドラインより

- ドレーンを適切に用いることも含めて優れた手術手技がSSIのリスクを低下させる
  ▶ ドレーンの管理も適切に

- ドレーンも含めて術後に残る異物は手術部位の炎症を促進し，異物がなければ発症しないような低いレベルの細菌汚染でもSSIを発生させる
  ▶ ドレーンの必要性を常に考える

- 手術創を通じて挿入されたドレーンは創感染の危険を高める
  ▶ だから手術創と離れた部位からドレーンを挿入する

- 開放式ドレーンと比較して，閉鎖式ドレーンを使用したほうがSSIのリスクは低くなる
  ▶ できるだけ閉鎖式ドレーンを使用する

- ドレーンの留置期間が長くなるにつれ徐々に細菌の定着が多くなる
  ▶ できるだけ早期に抜去する

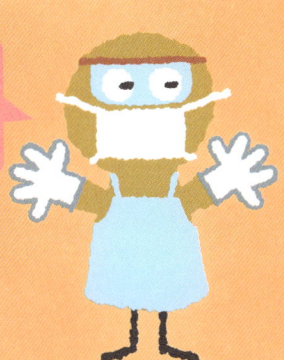

排液時は手袋・マスク・ゴーグル・エプロンを装着します

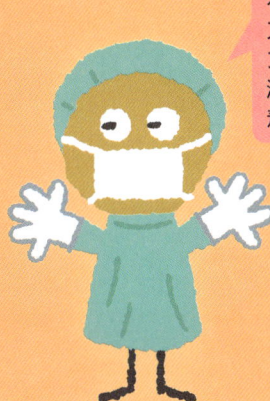

チューブを挿入するときは帽子・マスク・滅菌ガウン・手袋・大型の滅菌ドレープを装着します

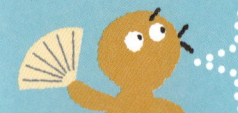

患者指導のポイントは?

基礎編 7

①急性期 ②離床期 ③退院時にわけて考えます

1 急性期　患者さんはドレーンが挿入されているとい

指導内容　どの部位にドレーンが挿入されているかを説明します．患者さんが認識できるよう，ドレーンに触れてもらったり，実際にみてもらいましょう．術後譫妄などで自己抜去の危険性がある場合は，早期に抜去できないか医師と検討します．抜去できない場合は，ドレーンを見えないように，手の届かないようにする，昼夜のリズムをつける，家人の協力を得る，などの対策を講じます．それでも生命が危険にさらされる可能性がある場合は，医師と協議したうえで一時的に抑制を行う場合もあります

2 離床期　歩行などADLの拡大とともに，ドレーン

指導内容

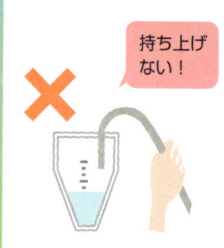

持ち上げない！

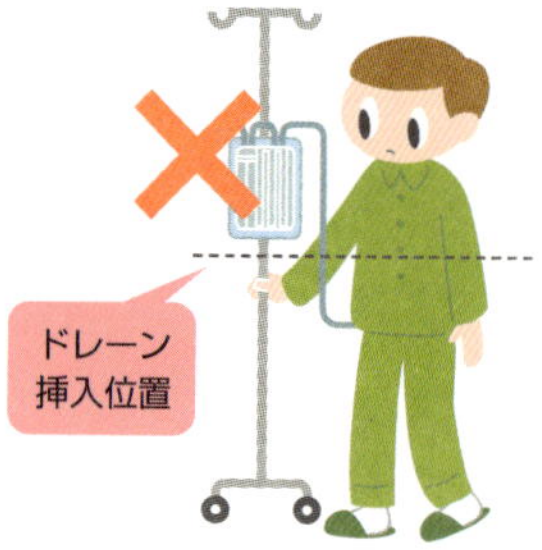

ドレーン挿入位置

❶ 逆流による感染予防のため，排液バッグを挿入部より高く持ち上げない

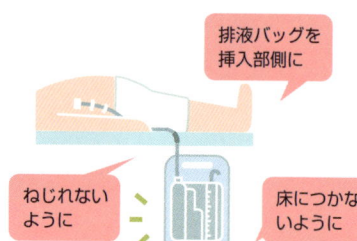

排液バッグを挿入部側に

ねじれないように

床につかないように

❷ ベッドに戻った後は，排液されやすいよう挿入側のベッドサイドに排液バッグを吊るします．この際，排液バッグの底が床につかないように，またドレーンのねじれが生じないようにします

3 退院時　胆管チューブや腹腔内ドレーンを挿入

指導内容

◎ドレッシング材の交換方法　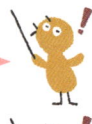

◎防水テープの使用方法　

患者さんが認識できるよう，実際にみてもらいましょう

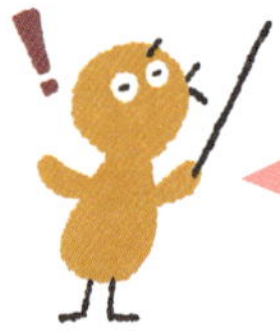

> ドレーンを無視した動きや誤って引っ張る危険性あり！

うことをすぐに認識できないため，事故抜去の危険性があります

> ドレーンを引っ掛けてしまう危険性あり！

を引っ掛けるなどして，事故抜去の危険性が高くなります

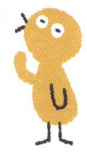

> テープが剥がれたり痒いときはすぐ呼んでくださいね

❸ ドレーンの固定テープが剥がれかけたり，貼付部位に痒みが生じた場合はすぐ看護師に知らせます

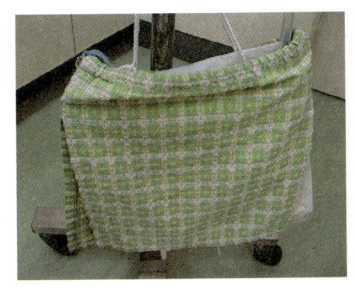

❹ 排液バッグにカバーをかけ，歩行時に人目が気にならないよう配慮します

> 入院中にできるだけ多くの項目を経験できるよう指導します

したまま退院となることもあります

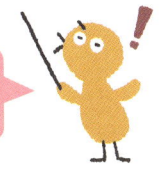

◎外出時の注意点や工夫

❶ 排液バッグを手提げかばんに入れたり，不透明な布製のカバーで覆うこと
❷ ズボンやスカートのウェスト部分でチューブが圧迫されたり屈曲しないよう注意すること
❸ 臭気対策として，防臭シートや乾燥したコーヒー・茶葉などを活用すること，など

重要事項穴埋めテスト

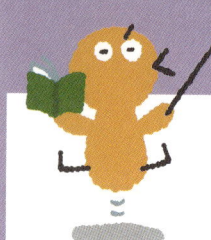

第1章の最後にちょっと確認！
これだけは何度もテストして必ず覚えておきましょう

● ドレーンの種類はその目的によって（①　　　）（②　　　）（③　　　），方法によって（④　　　）（⑤　　　）（⑥　　　）にわかれます．
また毛細管現象などを利用した（⑦　　　）と持続吸引器などに接続して積極的に吸引する（⑧　　　）にわかれます．

● ドレーン排液の観察のポイントは（⑨　　　）と（⑩　　　）と（⑪　　　）です．

● 閉塞・屈曲予防のために（⑫　　　）や（⑬　　　）や（⑭　　　）の有無を観察しましょう．
また排液バッグは（⑮　　　）に位置します．ドレーンが（⑯　　　）で（⑰　　　）されないことも大切です．

● 皮膚トラブルを起こさないために（⑱　　　）を選択し，正しい（⑲　　　）を守り，術前に（⑳　　　）を確認し，㉑　　　）に注意することが必要です．

● 下図の●は排液のたまりやすい場所です．
㉒〜㉖の名称は？

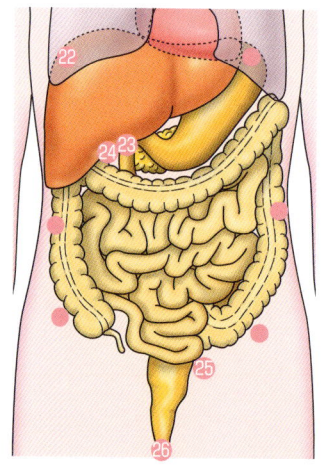

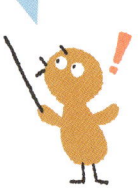

スラスラ答えられるようになったら2章に進もうね

Answer 答え
①治療的ドレーン ②予防的ドレーン ③情報ドレーン ④開放式 ⑤半開放式 ⑥閉鎖式
⑦受動的ドレーン ⑧能動的ドレーン ⑨色 ⑩性状 ⑪量 ⑫排液量の急な減少
⑬呼吸性移動 ⑭ねじれ・たるみ ⑮挿入部より下 ⑯体やベッドフレーム ⑰圧迫
⑱皮膚にあったテープ ⑲貼り方・剝がし方 ⑳患者さんの体質 ㉑滲出液の多い場合
㉒右横隔膜下 ㉓ウインスロー孔 ㉔モリソン窩 ㉕骨盤腔 ㉖ダグラス窩

第2章
観察とケア編

観察とケア 1

胃切除術後ドレーン
ウインスロー孔と左横隔膜下にドレーン挿入

濃い血性，100mL/時以上の血性排液は危険度A, 即報告！

腹部手術で最も頻度が多い手術．縫合不全が大きな合併症です．リンパ節郭清に伴い膵液瘻の危険があり要注意！

胃の幽門側（出口側）を切除
幽門側胃切除術

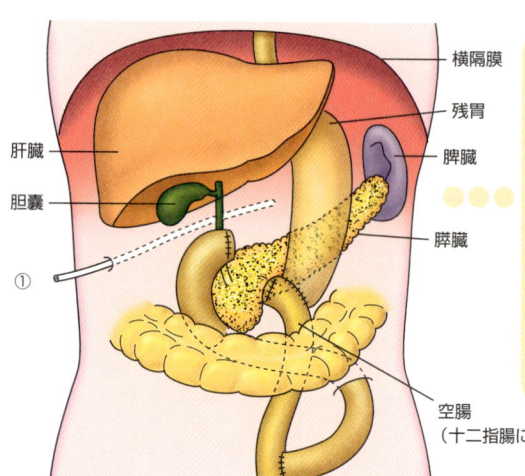

p.12を参照！

1 ウインスロー孔ドレーン
- **場所**：肝十二指腸間膜（肝動脈，胆管，門脈が中に入っています）の背中側をウインスロー孔といいます
- **目的**：術後出血の早期発見，縫合不全，膵液瘻の早期発見・治療

胃全体を切除
胃全摘術

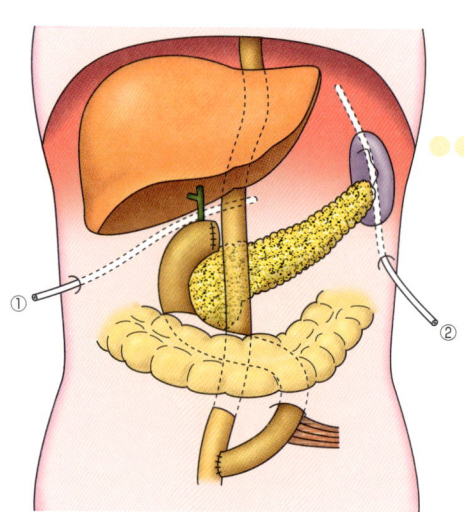

1 は上に同じ

2 左横隔膜下ドレーン
- **場所**：左上腹部で最も深部になる（仰臥位のとき）ところです
- **目的**：術後出血の早期発見，食道空腸吻合部の縫合不全，膵液瘻の早期発見・治療

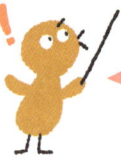

ウインスロー孔も左横隔膜下も排液のたまりやすい箇所で上腹部の手術では定番のドレーン挿入箇所です．場所と名前を覚えておきましょう！→p.12を参照

排液観察シート

	正常	異常	原因	処置内容
色	淡血性～漿液性 術直後は血性ですが徐々に淡血性から漿液性に変化します	血性 　緊急度A	出血	ただちに医師へ報告とともにバイタルcheck ➡再開腹・止血術を考慮
		混濁・浮遊物　緊急度B	感染 ・縫合不全 ・膵液瘻 ・遺残膿瘍	①医師に報告　排液のアミラーゼ値をcheck ②排液をグラム染色，培養 ③吻合部造影検査，絶食
量	200mL／日以下で，漿液性であれば抜去	術直後の場合，100mL／時以上の血性排液　緊急度A	出血	ただちに医師へ報告とともにバイタルcheck ➡再開腹・止血術を考慮

合併症発生！ 縫合不全

- 対処1 まず絶食
- 対処2 ドレーン排液のグラム染色と培養，血液培養を行い起炎菌を特定
  ➡適切な抗菌薬を投与
- 対処3 ドレーンの皮膚刺入部を保護
- 対処4 吻合部造影で治癒を確認

合併症発生！ 膵液瘻 ⇒p.37を参考に

観察とケア 2

直腸手術後ドレーン

結腸直腸吻合部や直腸切断後の欠損部に挿入

排液から便臭がしたら縫合不全を疑う！

手術部位感染が最も多い．消化管内容は便汁で細菌数が非常に多く，腹膜で覆われない骨盤腔が手術部位になることが原因

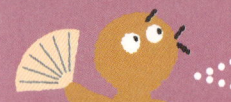

直腸切除後，結腸と直腸を吻合
低位前方切除術

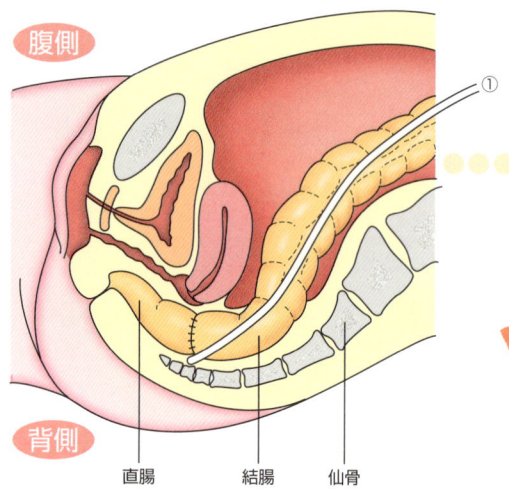

腹側／背側／直腸／結腸／仙骨

1 仙骨前面ドレーン

- 場所：仙骨の前，結腸直腸吻合部の背中側
- 目的：術後出血の早期発見，縫合不全の早期発見・治療，骨盤腔の滲出液の除去

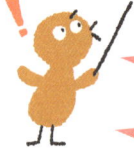

女性の下腹部の断面図です

マイルズ術と違い肛門が温存されています

肛門と直腸切断後，人工肛門造設
マイルズ術

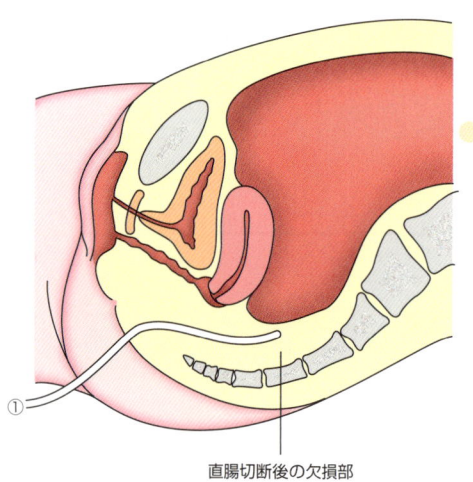

直腸切断後の欠損部

1 骨盤腔ドレーン

- 場所：直腸を切断した欠損部
- 目的：術後出血の早期発見，骨盤腔の滲出液の除去

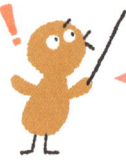

上の図と見比べてみてね．腫瘍の位置によって肛門の温存が可能かどうかが決まります

排液観察シート

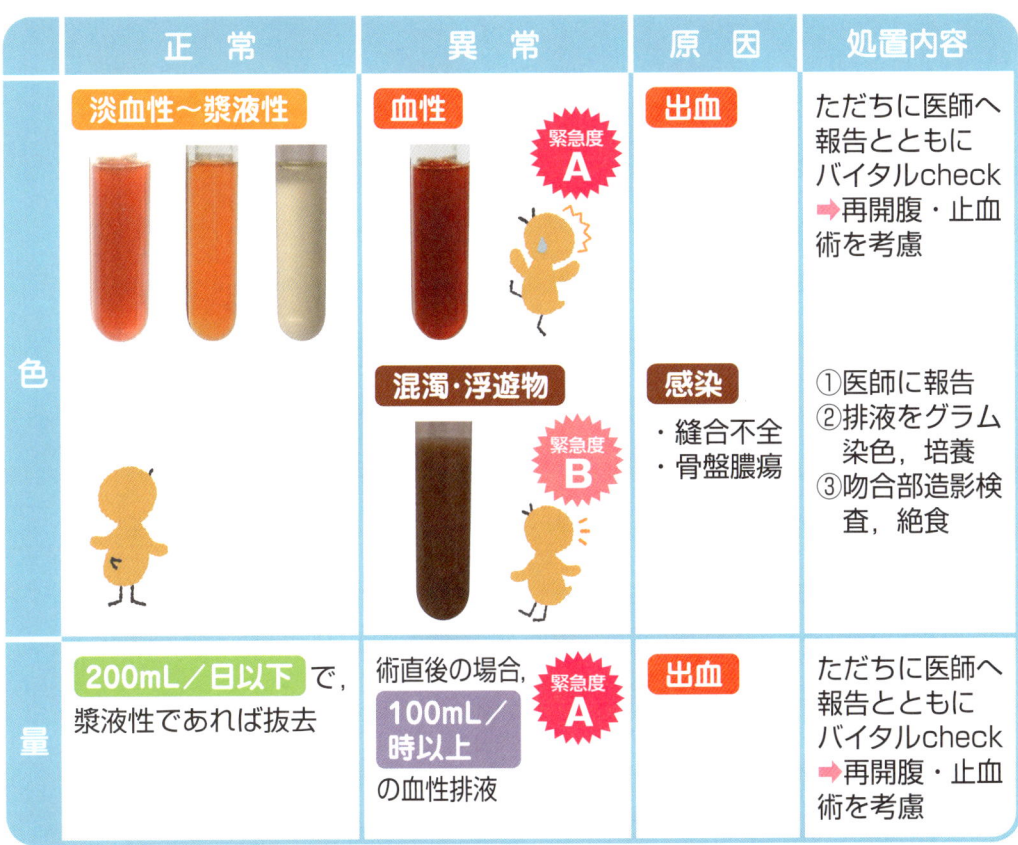

	正常	異常	原因	処置内容
色	淡血性〜漿液性	血性　緊急度A	出血	ただちに医師へ報告とともにバイタルcheck ➡再開腹・止血術を考慮
		混濁・浮遊物　緊急度B	感染 ・縫合不全 ・骨盤膿瘍	①医師に報告 ②排液をグラム染色, 培養 ③吻合部造影検査, 絶食
量	200mL／日以下 で, 漿液性であれば抜去	術直後の場合, 100mL／時以上 の血性排液　緊急度A	出血	ただちに医師へ報告とともにバイタルcheck ➡再開腹・止血術を考慮

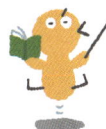

合併症発生！ 縫合不全　（胃切除術とほぼ同様ですね）

- 対処1　まず絶食
- 対処2　ドレーン排液のグラム染色と培養, 血液培養を行い起炎菌を特定
  ➡適切な抗菌薬を投与
- 対処3　ドレーンの皮膚刺入部を保護
- 対処4　吻合部造影で治癒を確認

腹膜炎をきたした場合は再開腹→人工肛門造設

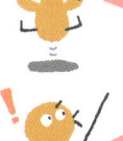

排液から便臭がしたり, 排液が便汁様になったら縫合不全を疑いましょう

観察とケア 3

肝臓切除後ドレーン

緑色の排液は胆汁瘻の危険！
肝切離面ドレーンに胆道再建時はウインスロー孔なども

肝硬変合併の患者さんが多く，刺入部からの腹水の漏れが問題となります．感染すると容易に肝不全に移行，注意！

胆道再建を伴わない肝切除術

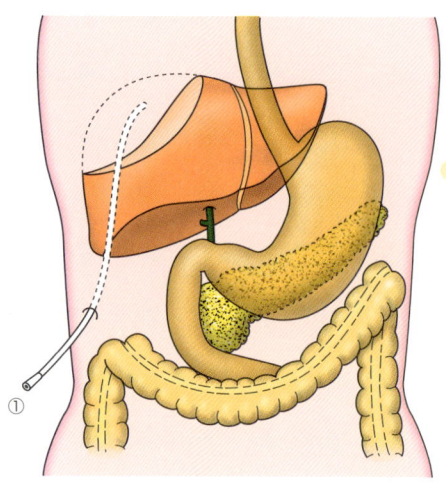

1 肝切離面ドレーン

- 場所：肝切除を行った部位，術式によりさまざまな部位になります
- 目的：術後出血の早期発見，胆汁瘻の早期発見・治療

胆道再建を伴う肝切除術

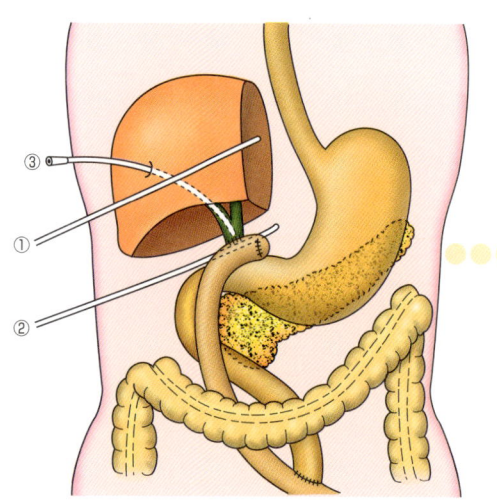

1 は上に同じ

2 ウインスロー孔ドレーン

- 場所：ウインスロー孔（→p.30）
- 目的：胆管空腸吻合部縫合不全の早期発見・治療

3 RTBDチューブ

が挿入されることもあります（→p.39）

排液観察シート

	正常	異常	原因	処置内容
色	淡血性〜漿液性 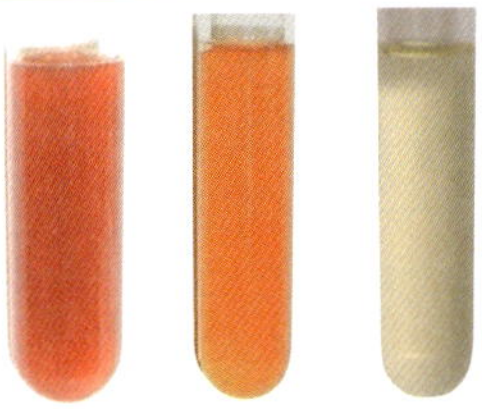	血性 緊急度A 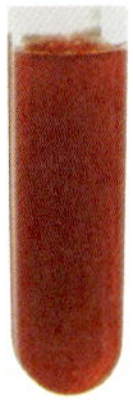	出血	ただちに医師へ報告とともにバイタルcheck ➡ 輸血,再開腹・止血術を考慮
		混濁・浮遊物 緊急度B 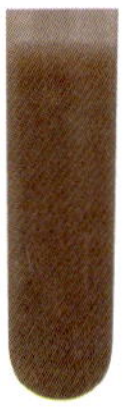	感染	①医師に報告 ②排液をグラム染色,培養
		胆汁 緊急度B 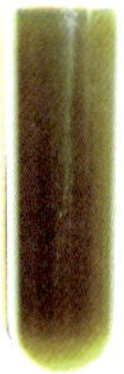	胆汁瘻	①医師に報告 排液のビリルビン値測定 ②グラム染色,培養
量	200mL/日以下 で,漿液性であれば抜去	術直後の場合,100mL/時以上 の血性排液 緊急度A	出血	ただちに医師へ報告とともにバイタルcheck ➡ 輸血,再開腹・止血術を考慮
		200mL/日以上 で漿液性 緊急度B	腹水	①利尿剤投与 ②塩分制限 ③ドレーン抜去＋ドレーン孔縫合

 **合併症発生！** 胆汁瘻  二次感染が高率に発生するので注意！

対処1 ドレーン排液のグラム染色と培養,血液培養を行い
対処2 起炎菌を特定し,適切な抗菌薬を投与
対処3 ドレーンの皮膚刺入部を保護

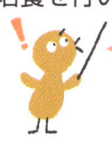 胆汁性腹膜炎がコントロールできないとき→再開腹＋ドレナージが必要となることもあります

観察とケア 4

膵臓切除後ドレーン

膵液漏出による大出血に注意！アミラーゼ値1万単位/L以上は膵液瘻

膵頭部切除の場合，膵管チューブなど複数のドレーン挿入

蛋白分解酵素を含む膵液が漏れると周囲の血管を溶かし大出血をきたす可能性大，要注意

膵臓の頭側と十二指腸を切除
膵頭十二指腸切除術

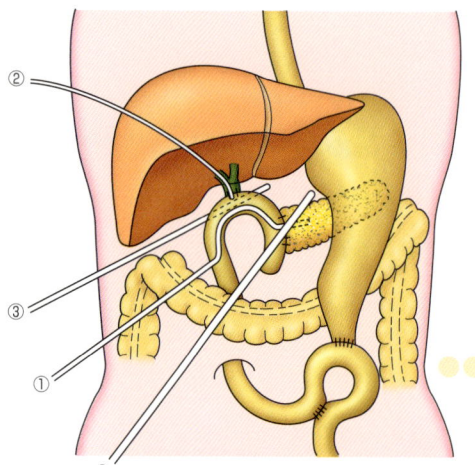

膵管チューブ，RTBDチューブはロストチューブとして3〜4cmのチューブを膵管に留置したり，省略することもあります

膵臓の尾側を切除
膵体尾部切除術

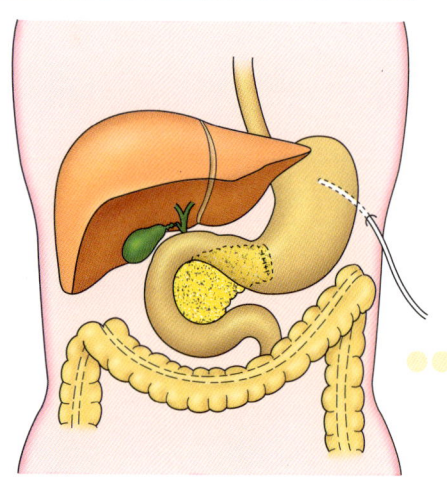

1　膵管チューブ
- 場所：膵管内
- 目的：膵液を一定期間体外へ誘導することで膵空腸吻合部の縫合不全を予防
  ＊体外部分での閉塞は極めて重症の急性膵炎をきたすので注意

2　RTBDチューブ
- 場所：胆管内
- 目的：胆汁を一定期間体外へ誘導することで胆管空腸吻合部の縫合不全を予防

3　ウインスロー孔ドレーン
- 場所：ウインスロー孔（→p.30）
- 目的：術後出血の早期発見，胆管空腸吻合部の縫合不全の早期発見・治療

4　膵空腸吻合部ドレーン
- 場所：膵空腸吻合部の周囲
- 目的：術後出血の早期発見，膵液瘻の早期発見・治療

左横隔膜下ドレーン
- 場所：左横隔膜下（→p.30）
- 目的：術後出血の早期発見，膵液瘻の早期発見・治療

排液観察シート

	正常	異常	原因	処置内容
色	淡血性〜漿液性	血性 　緊急度A	出血	ただちに医師へ報告とともにバイタルcheck ➡再開腹・止血術を考慮
		混濁・浮遊物 　緊急度B	感染 ・膵液瘻	①医師に報告　排液のアミラーゼ値をcheck ②排液をグラム染色，培養 ③吻合部造影検査，絶食
量	200mL／日以下で，漿液性であれば抜去	術直後の場合，100mL／時以上の血性排液 　緊急度A	出血	ただちに医師へ報告とともにバイタルcheck ➡再開腹・止血術を考慮

合併症発生！ 膵液瘻

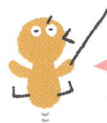

二次感染が高率に発生するので注意！

対処1 絶食とサンドスタチン®投与（保険適応外）にて経過観察
対処2 持続洗浄を行うこともある
対処3 膵液が皮膚損傷の原因となるのでただちに皮膚保護を行う

膵液瘻？アミラーゼ値からみる基準
アミラーゼ値が1万単位／L→確実
　　　　　5000単位／L以上→可能性大

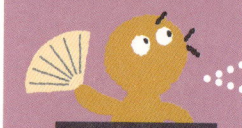

観察とケア 5

胆管チューブ

胆管内にさまざまな経路で挿入

漿液性,1000mL/時以上の排液はチューブ逸脱の危険

閉塞性黄疸の治療や胆管,肝臓の切除後に胆道減圧のため留置.チューブが逸脱すると胆汁性腹膜炎をきたす可能性あり注意!

皮膚→腹壁→肝臓→肝内胆管内に留置

PTCD（経皮経肝胆管ドレナージ）

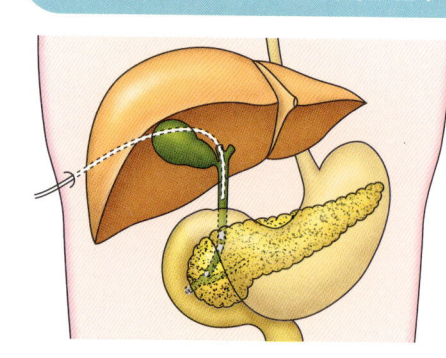

場所 胆管内
目的 閉塞性黄疸の治療

!　内瘻化（狭窄部を超えて十二指腸側の胆管へチューブを留置すること）し,さらにメタリックステントを挿入することもあります

Tチューブ

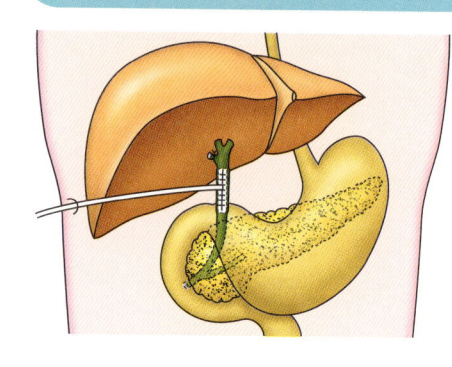

場所 胆管内
目的 総胆管切開術後に留置されます.術後に胆道鏡検査を行い遺残結石を治療することがあります

!　瘻孔ができるまで約1ヵ月かかるので,長期留置されます

Cチューブ

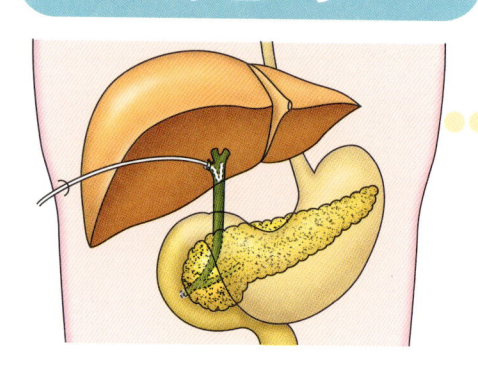

場所 胆管内
目的 腹腔鏡下胆管切開術後,肝切除術後に留置されます.一時的な胆道の減圧が目的です

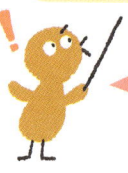

!　弾力のある特殊な糸で胆嚢管を縫合しているので早期に抜去が可能です

排液観察シート

	正常	異常	原因	処置内容
色	胆汁性	漿液性 　緊急度A	チューブの逸脱	①ただちに医師へ報告　バイタルcheck　②再度挿入あるいは開腹術を考慮（ENBD以外）
量	300〜500mL／日	1000mL／時以上　緊急度B	十二指腸に先端が移動	X線検査で位置確認

ほかの腹部ドレーンと異常・正常の基準がかなり異なってますね

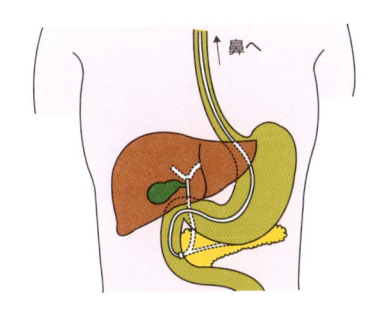

ENBD（内視鏡下経鼻胆管ドレナージ）は内視鏡下に鼻→胃→十二指腸→胆管に留置し，閉塞性黄疸を治療します

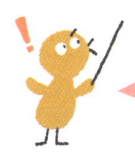

チューブが膵管の流出を妨げ急性膵炎を起すことがあるので腹部所見に注意が必要です

合併症発生！ チューブ逸脱がおもな異常の原因

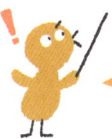

PTCDチューブ，Tチューブ，RTBDチューブは胆管から逸脱すると胆汁性腹膜炎になる可能性があります．（RTBDチューブはPTCDと同様の働きをもちますが挿入方向が逆で胆管から皮膚に向けてチューブを通します）

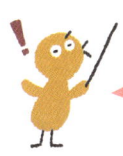

だからチューブの固定，排液の量と性状の変化には常に注意を払う必要があります

観察とケア 6

胸腔ドレーン

大気の流入厳禁！気体まじりの200mL/時以上の排液に注意！

胸腔（胸膜でおおわれた胸隔の内部空間）内に挿入します

ドレーンの先端を水の中に入れ外気の流れ込みを防ぎます．バッグ交換時には必ずクランプ

胸腔ドレーン

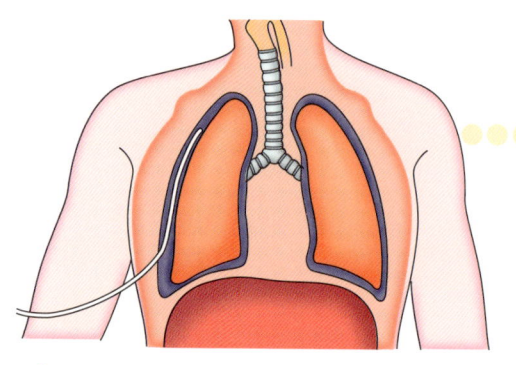

場所	胸腔（胸膜でおおわれた胸隔の内部空間）
目的	胸腔内の**脱気**，胸腔内に貯留した**余分な体液**（血液，膿瘍，滲出液，乳び液など）**の排液**
適応	自然気胸，外傷性気胸，医原性気胸など 血胸，がん性胸水，胸膜炎，膿胸，乳び胸，心不全など

抜去，接続はずれは気胸などにつながります．体動でも抜けないようにしっかりと固定しましょう

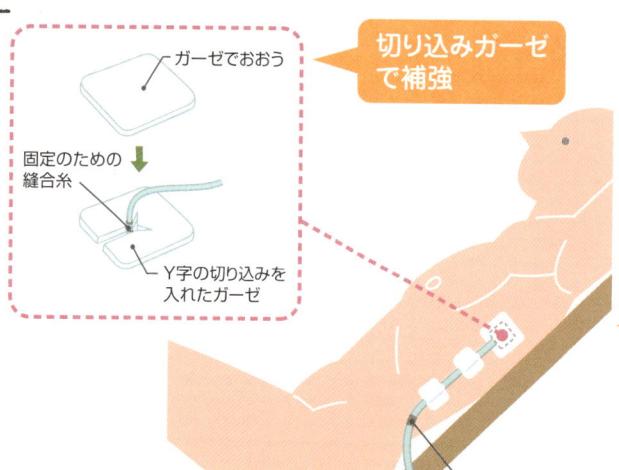

- ガーゼでおおう
- 切り込みガーゼで補強
- 固定のための縫合糸
- Y字の切り込みを入れたガーゼ

挿入当日は疼痛が強いことが多いので，適切な鎮痛薬を用います

挿入部＋体幹に2ヵ所固定します

タイガン™による接続部の固定

固めのチューブをタイガン™でしっかりと接続します（→p.18）

胸腔ドレーンの特徴です

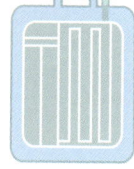

大気が流入しないようにドレーンの先端は水の中に入れて管理します

排液観察シート

	正常	異常	原因	処置内容
色	淡血性〜漿液性	**血性** 排液の持続，急激な増加 緊急度A	出血	ただちに医師に報告とともにバイタルcheck ➡出血持続のとき手術となる場合あり
		混濁・浮遊物 緊急度B	感染 ・膿胸	①医師に報告 ②排液をグラム染色，培養
		気体 緊急度A	気胸	ただちに医師に報告とともに接続部のゆるみの有無やドレーンが抜けかけていないかcheck
量	① 100〜200mL／日以下 で， ②漿液性であり，混濁がなく， ③エアリークがないことを確認し抜去	血胸や術直後の場合，200mL／時以上の血性排液 緊急度A	出血	ただちに医師へ報告とともにバイタルcheck ➡出血持続のとき手術となる場合あり

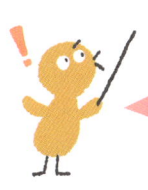

！白濁は乳び胸の疑いがあります
医師に連絡し胸水中の中性脂肪（トリグリセリド）を測定します

トラブル発生！ ドレーンの抜去

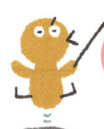

- 対処1　清潔なガーゼで挿入口を塞ぎ
- 対処2　バイタルサイン，呼吸状態を確認
- 対処3　患者さんに安静にゆっくり浅い息をするよう促し，同時に医師にすぐ報告します

> 胸腔内は大気圧に比べ陰圧（−2〜5cmH₂O）となっています．ドレーンが抜けると挿入口より外気が胸腔内に入り込み，気胸を起こす可能性があります

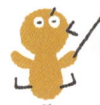

トラブル発生！ ドレーンの接続がはずれた！

- 対処1　ただちにドレーンをチューブ鉗子でクランプ，あるいはドレーン先端を指で屈曲させて外部との交通を遮断します

> 接続がはずれて直接外気と交通した場合，ドレーン抜去時と同様，胸腔内へ外気が吸い込まれるため肺が虚脱し，換気不足で呼吸機能を低下させます

> 緊急事態に備え，いつでもクランプできるよう持続吸引器にチューブ鉗子を少なくとも2本セットしておきましょう

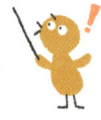

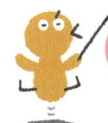

トラブル発生！ 持続吸引時にエアリークが生じた！

- 対処1　①ドレーンが抜けていないか　②接続部の"ゆるみ"や"はずれ"がないか　③チューブに穴があいていないか　④挿入部がゆるみ，隙間から空気が入っていないか確認します
- 対処2　ゆるみがあれば接続部のチューブを深く差し込み，しっかりと締め直します
- 対処3　それでも解消しない場合は，①排液量や性状　②呼吸状態　③皮下気腫の有無　④エアリークは間歇的か持続的か　⑤いつからエアリークが生じたかを把握しただちに医師に報告

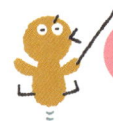

トラブル発生！ 低圧持続吸引器のバッテリーが切れた！

- 対処1　すみやかにコンセントのある場所へ移動➡電源を入れ➡指示された設定圧に設定
- 対処2　ドレナージが再開されたことを確認し，
- 対処3　適宜ミルキングを行います

管理ポイント

その① 圧管理は通常0〜−15cmH₂O

吸引圧は通常0〜−15cmH₂Oに設定しますが，医師の指示に従います
エアリークの量，排液の性状・量の確認を定期的に行います

その② 閉塞防止に定期的にミルキング

凝血によるチューブの閉塞を防ぐため，挿入直後は1〜数時間毎に定期的にミルキングを行い，出血が止まれば中止します

その③ バッグ交換時は必ずクランプする

バッグ交換時は必ずチューブをクランプして行い，空気の流入を防ぎます

その④ 一度に1000〜1500mL以上は排液しない！

大量の胸水を一度に排液するとショックを起こすことがあるため，一度に1000〜1500mL以上は排液しないように注意しましょう

観察ポイント

その① ドレーン挿入前後のバイタルサイン

血胸の場合，出血に伴う血圧低下をきたすことがあります．ドレーン挿入前後のバイタルサインの変化に注意しましょう

その② 呼吸性移動の確認

ドレーン水封部の液面の呼吸性移動（→p.20）がなくなった場合，チューブの閉塞も考えます

その③ エアリークの確認

リーク量の急激な増減はないか確認します

その④ 皮下気腫は増加していないか？

エアリークが急激に減少し皮下気腫が増加した場合，十分ドレナージされていない可能性が高くなります

観察とケア 7

血性排液の持続，凝血塊，排液の急激な減少に注意！

心囊（心臓を包む袋）内に挿入します

心囊ドレーン

凝血塊による閉塞予防のため定期的にミルキングを行います．心タンポナーデの症状（血圧低下，脈圧減少…）に注意！

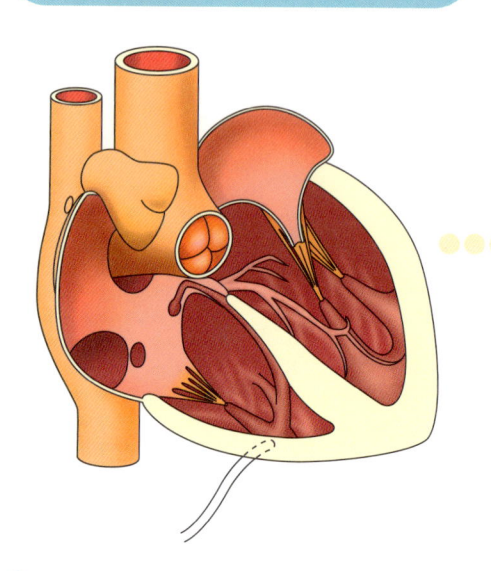

心囊ドレーン

場所	心囊（心臓を包む袋）
目的	心囊内に貯留した体液（血液，漿液）や空気を排除し心タンポナーデを解除する，貯留液の性状診断
適応	心臓外科手術後，心筋梗塞に続発する心破裂，心外傷（心刺傷・心挫傷），心外膜炎，悪性腫瘍など

! 心囊内のスペースは余裕が少ない（幅数ミリ）ので閉塞を起こすと容易に心タンポナーデに移行しやすいです

! 皮膚挿入部の糸の固定がきついと凝血塊で凝固しやすいので要注意！

排液観察シート

	正常	異常	原因	処置内容
色	血性〜淡血性	血性 排液の持続,急激な増加 緊急度 A	出血	ただちに医師に報告とともにバイタルcheck ➡再開胸となる場合あり
		凝血塊,排液の急激な減少 緊急度 A	心タンポナーデの可能性	①ただちに医師に報告とともにミルキング ②心タンポナーデの場合,再開胸となる場合あり
量	●ドレナージの目的により異なります ●心臓外科手術後は6時間以降0.5mL／kg／時くらいで排液は減少 ●200mL／日以下 または 2mL／kg／日 で淡血性〜漿液性の場合,通常術後1〜4病日に抜去 ●50mL／日以下 になったとき抜去	200mL／時以上 緊急度 A	出血	ただちに医師に報告とともにバイタルcheck ➡再開胸となる場合あり

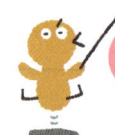

合併症発生！ 心タンポナーデ

①ドレーン排液が急激に減少した場合
②心タンポナーデの症状が出現した場合
　血圧低下，脈圧減少，頻脈，不整脈，CTR拡大，CVP上昇，Hb低下
➡すぐ医師に報告！

管理ポイント

その① 閉塞予防
凝血塊により固まりやすいので注意が必要

➡ 血性排液の場合，凝血塊を形成し徐々に狭窄・閉塞する可能性があります
➡ 閉塞予防のため，定期的にミルキングを行います
➡ ミルキングの際は，勢いよく引き下げるとドレーンが抜ける危険性あります
➡ ミルキングの際は片手をしっかり固定してから行います
➡ 垂れ下がったドレーンチューブ内に排液が貯留しブロックされ，排液が阻害されるため，常にバッグへ流れるよう誘導します

観察ポイント

その① バイタルサイン

出血性心タンポナーデに対するドレナージ後は，出血量・循環動態を厳重にモニタリングします

固定のポイント

その①　ドレーン挿入部に牽引圧がかからないように

腹壁にテープ固定します

その②　ミルキングしやすいように挿入部に近い位置で固定

挿入部から離れた位置で固定するとミルキングが行いにくくなるため，挿入部に近い位置で固定します

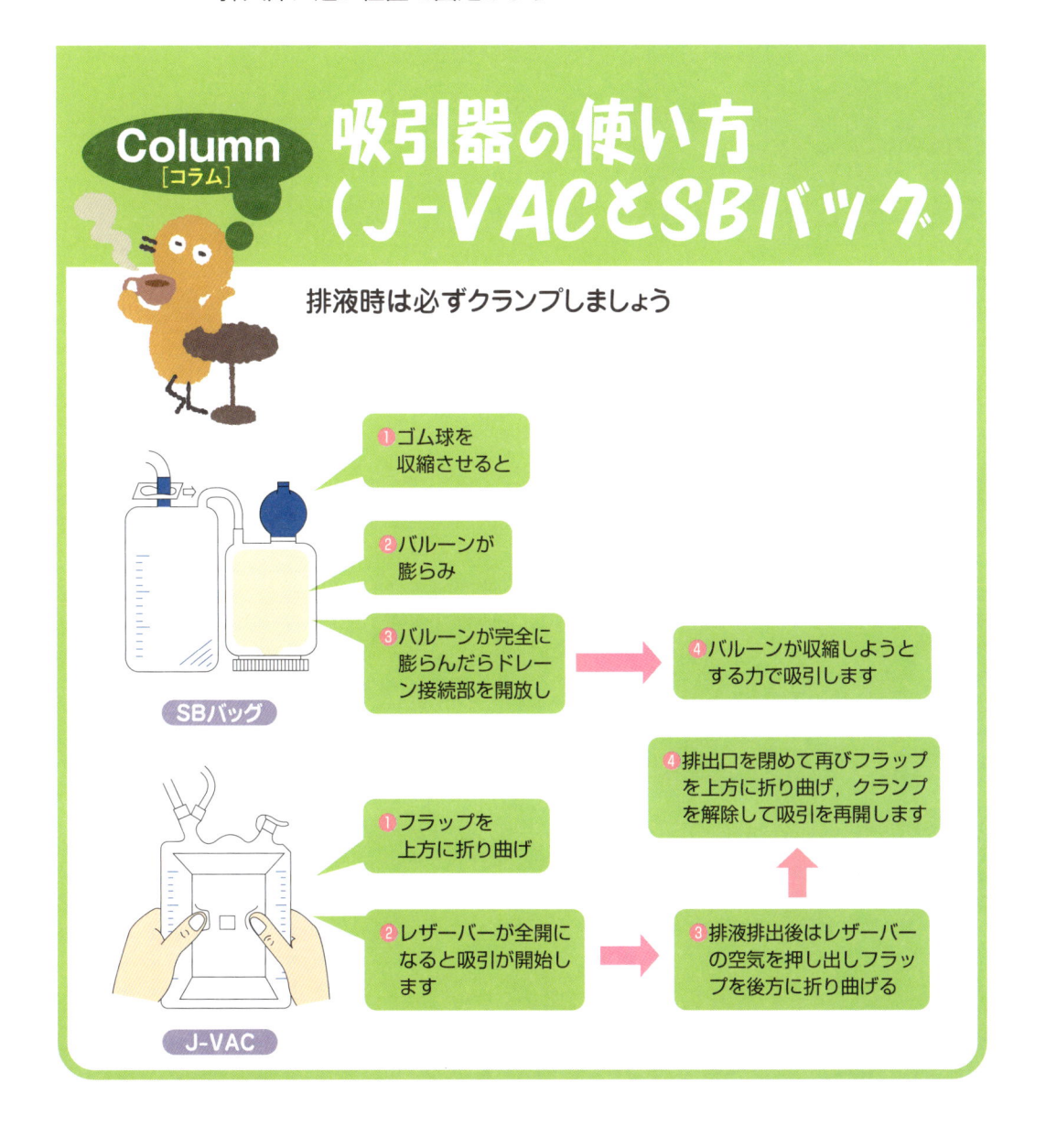

Column [コラム] 吸引器の使い方（J-VACとSBバッグ）

排液時は必ずクランプしましょう

SBバッグ

① ゴム球を収縮させると
② バルーンが膨らみ
③ バルーンが完全に膨らんだらドレーン接続部を開放し
④ バルーンが収縮しようとする力で吸引します

J-VAC

① フラップを上方に折り曲げ
② レザーバーが全開になると吸引が開始します
③ 排液排出後はレザーバーの空気を押し出しフラップを後方に折り曲げる
④ 排出口を閉めて再びフラップを上方に折り曲げ，クランプを解除して吸引を再開します

観察とケア 8

厳重に圧管理,感染・抜去厳禁! オーバードレナージ時は即クランプ

脳室(髄液の貯水場)内に挿入

脳室ドレーン

外耳孔とチャンバーの高さを維持するよう厳重管理,必ず閉鎖回路,移動時はクランプ,ミルキング厳禁など,特有の注意が必要

脳室ドレーン

図の各部名称:
- 血腫腔ドレーン
- 脳室ドレーン
- 硬膜外ドレーン
- 皮下ドレーン
- 脳槽ドレーン
- 皮下組織
- 頭蓋
- 硬膜

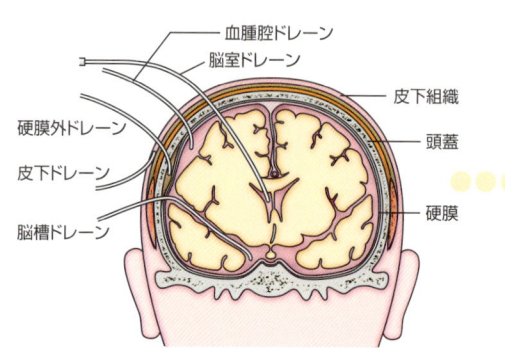

場所	脳室(脳の中心部にある髄液の貯水場)
目的	脳室から持続的に髄液を体外に誘導し,**脳圧をコントロール**する
適応	脳室内出血,くも膜下出血,髄膜炎,水頭症

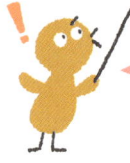

◎頭蓋内ドレーンは大きく2つにわかれ,管理方法も異なります
・脳室ドレーン,脳槽ドレーン　　　　　　　　→髄液ドレナージ
・硬膜外ドレーン,皮下ドレーン,血腫腔ドレーン→その他

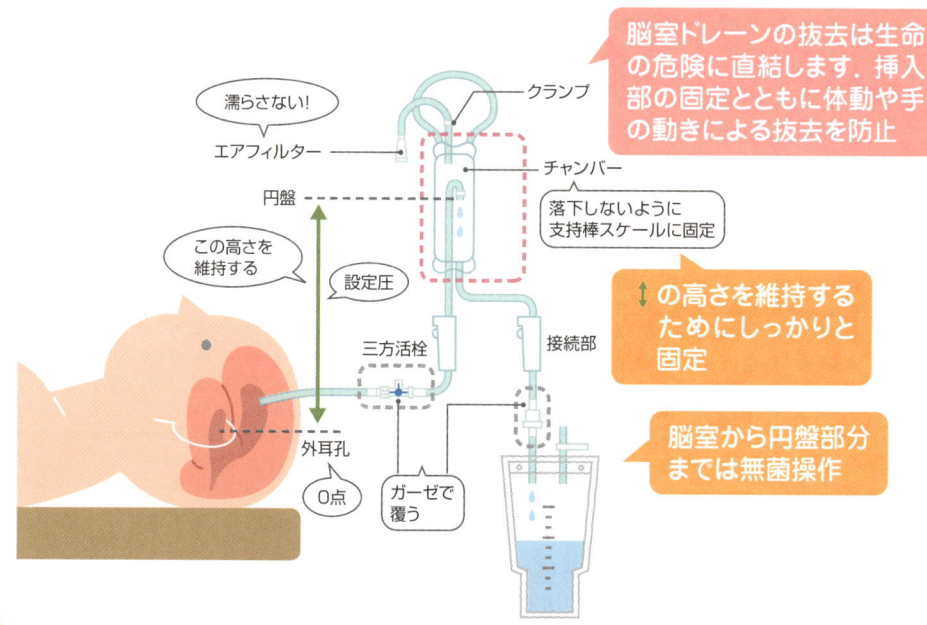

図の各部名称:
- 濡らさない!
- エアフィルター
- 円盤
- この高さを維持する
- 設定圧
- 三方活栓
- 接続部
- 外耳孔
- 0点
- ガーゼで覆う
- クランプ
- チャンバー
- 落下しないように支持棒スケールに固定

- 脳室ドレーンの抜去は生命の危険に直結します.挿入部の固定とともに体動や手の動きによる抜去を防止
- ↕の高さを維持するためにしっかりと固定
- 脳室から円盤部分までは無菌操作

↕の高さが5~15cmとなるように設定し,その高さを維持します.保清,排泄,整容などの日常生活援助が必要

排液観察シート

	正常	異常	原因	処置内容
色	血性〜淡黄色 へ移行（脳室内出血，くも膜下出血の場合） 混濁（髄膜炎の場合） ＊髄膜炎でも混濁しない場合もあり 無色透明〜淡黄色	急に 血性 を帯びてくる場合，出血量の増加　緊急度A	出血	ただちに医師へ報告とともにバイタルcheck 神経徴候のcheck ➡再手術となる場合あり
		白濁・黄色　緊急度B	感染	①医師に報告しバイタルcheck ②髄液の培養提出
		血性 を帯びてくる場合　緊急度A	出血	上記 出血 に同じ
		混濁　緊急度B	感染	上記 感染 に同じ
量	●ドレナージの目的により異なるが， 200〜300mL／日 になるようコントロール ●水頭症 クランプし症状が出現しなければ抜去 ●出血 性状が血性でなくなれば抜去 ●髄膜炎 混濁がなくなれば抜去	患者さんの病態などによって個々の排液の目安が異なる➡ 医師に異常値の報告基準 を確認しておく		

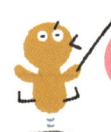

トラブル発生！ 髄液が多量に流れ始めた（オーバードレナージ）

対処1 ただちにドレーンをクランプします
対処2 バイタルサイン，神経徴候の観察を行い，医師に連絡します
対処3 その上で，フィルターが濡れていないかなど原因を探ります

> 脳室ドレナージは，適切な設定圧がされていない場合や，エアフィルターがクランプされていたり髄液で漏れているとサイフォン効果が生じ，オーバードレナージされます

> オーバードレナージが起こると，髄液が過剰に排泄されて頭蓋内圧の低下をきたし，脳室の急激な縮小を起こします．また，脳ヘルニアなどの合併症が生じる危険もあり，生命の危機に直結します

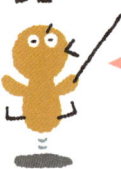

管理ポイント

その① ドレナージ中はクランプ開放，移動時はクランプ

ドレナージ中はすべてのクランプを開放

その② 患者移動時の管理

移動時は①患者側→②排液バッグ側→③エアフィルターの順にクランプ．排液バッグからの逆流とオーバードレナージを予防するために，ドレナージをクランプするのが基本です．チャンバー内の髄液を排出し「①患者側➡②排液バッグ側➡③エアフィルター」の順にクランプします．クランプを開放する場合はその逆の順序で行います

その③ 排液は自然流出．ミルキングは厳禁！

ドレーンからの排液は自然流出とし，絶対にミルキングは行ってはなりません．他のドレーンとは異なる点です．脳室内の組織をチューブが吸引すると組織の損傷を起こす可能性があるからです

その④ 圧の設定：体位変換後は設定圧を再設定

圧の設定は医師が行います．体位変換やベッドからのずれにより頭部がずれると，設定圧が変化するため，その都度ゼロ点を取り直し，設定圧を正確に調整する必要があります

観察ポイント

- その① ドレーンが設定された高さに固定されているか
- その② 外耳孔の位置は合っているか
- その③ 排液の量・性状，混濁の有無
- その④ 拍動の有無（呼吸性・心拍性）交通，オーバーフローの有無

  脳室ドレナージが正常に働いている場合，髄液の液面に心拍や呼吸に一致した拍動が認められます．拍動がないか弱い場合は，閉塞・屈曲・抜去などが考えられます

- その⑤ エアフィルターの確認

  エアフィルターの部分がクランプされていたり髄液で濡れると，オーバードレナージの原因と感染源になるためすみやかに回路を交換する必要があります

- その⑥ チューブ内の混入物の有無
- その⑦ チューブ刺入部からの髄液の漏れの有無
- その⑧ ドレーン閉塞の有無（ドレーンが屈曲していないか）

  回路の屈曲，回路途中の髄液漏れの有無などを観察します．また，患者移動などでクランプをした後は，必ずクランプを開放します

―患者さんへの指導ポイント―
①ドレナージの必要性，ドレナージ中は頭部の高さを一定に保つ必要があることを説明します
②設定圧に関わるベッドアップ・ダウンは必ず看護師が行うことを説明します
③意識状態の不安定な患者さんには繰り返し説明し，安静が保てない危険な状態であれば，患者さん・家族の了承を得て抑制を行う場合もあります

観察とケア 9

硬膜外ドレーン

血性や透明な排液の流出が続くと危険！

硬膜外腔（硬膜の外の腔）に挿入します

術後1〜2日で抜去するのが基本．凝血塊により閉塞しやすいので定期的にミルキングを行います

硬膜外ドレーン

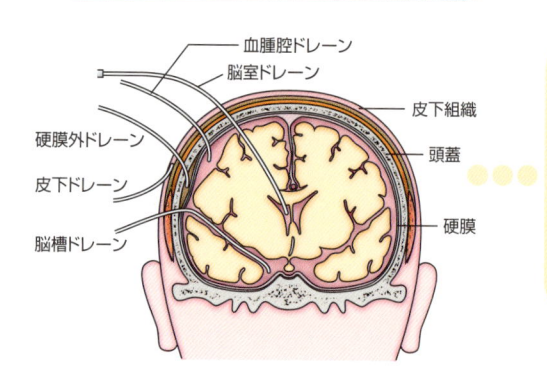

図中ラベル：血腫腔ドレーン／脳室ドレーン／皮下組織／頭蓋／硬膜／硬膜外ドレーン／皮下ドレーン／脳槽ドレーン

- **場所**：硬膜外腔（硬膜の外の腔）
- **目的**：開頭術術後，**硬膜外腔・皮下の血液や滲出液を排出**し，脳の圧迫を予防する
- **適応**：開頭術術後，頭蓋形成術術後

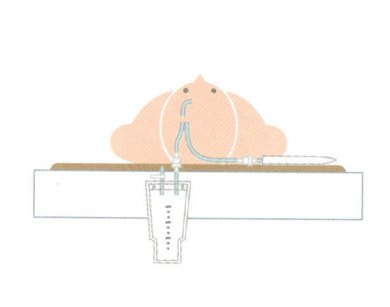

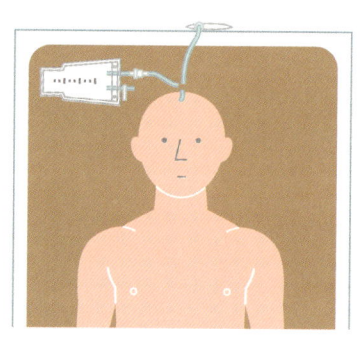

脳室ドレーンの場合と異なり排液バッグはベッド上あるいはベッドより少し低い位置に置かれることが多いです

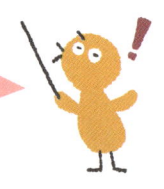

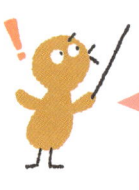

―抜去防止のために―
① 頭痛やテープ固定による痒みなどがあれば，無意識に頭部へ手がいく場合もあります．手の動きによる自己抜去を防止するため，頭痛など原因の除去に努めます．場合によっては抑制が必要になります
② また体位変換時などにドレーンを引っ掛けて抜けないよう注意を払います
③ 排液バッグの落下によりドレーンが抜けないよう，ベッドのフレームなどにしっかり固定します

排液観察シート

	正常	異常	原因	処置内容
色	血性～漿液性	血性 排液が続く場合 緊急度 A	出血	ただちに医師へ報告とともにバイタルcheck ➡神経徴候check
		透明な排液 が続く場合 緊急度 A	髄液漏	ただちに医師へ報告とともにバイタルcheck 神経徴候のcheck ➡再手術となる場合あり
量	術後1～2日で頭部CTで血腫の貯留がないことを確認し抜去			

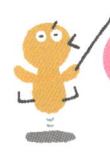

トラブル発生！ 急に流出が止まった！

凝血塊によりドレーンが閉塞している可能性があります

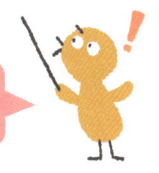

- **対処1** ミルキングを行い流出を促します
- **対処2** 硬膜の閉鎖が不十分であった場合，血腫内腔やくも膜に穴が開くと，髄液漏になることがあるため，陰圧をかけすぎないよう注意する必要があります
- **対処3** 液面に拍動があったり，透明な髄液が多量に流出する場合は，すぐ医師に連絡します

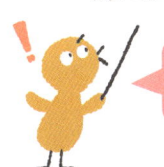

凝血により閉塞しやすいドレーンなので，適宜ミルキングを行い流出を促します

観察とケア 10

乳房切除・温存術後ドレーン

腋窩部は30〜50mL/日以下になれば抜去します

腋窩，大胸筋前面，皮下に挿入します

歩行時はチューブ固定を確実に．排液バッグは付属のキャリングバッグ等に入れ，首や肩から下げるようにします

乳房切除術後

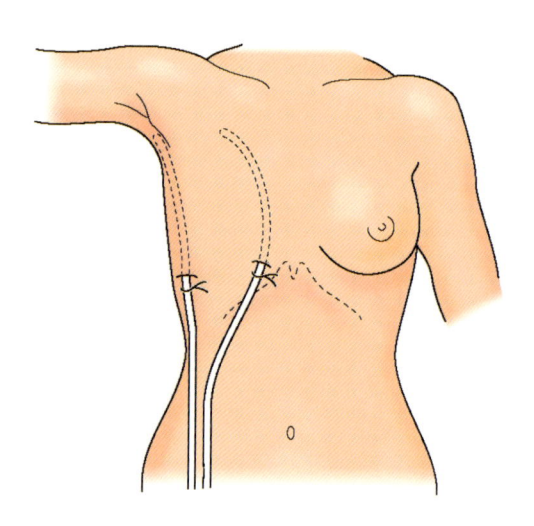

場所	乳房切除術部の皮下，腋窩，大胸筋前面
目的	リンパ節郭清後に貯留する血液，滲出液，リンパ液の排液
適応	乳房切除術後，胸筋温存乳房切除術後，乳房温存術後

乳房温存術後

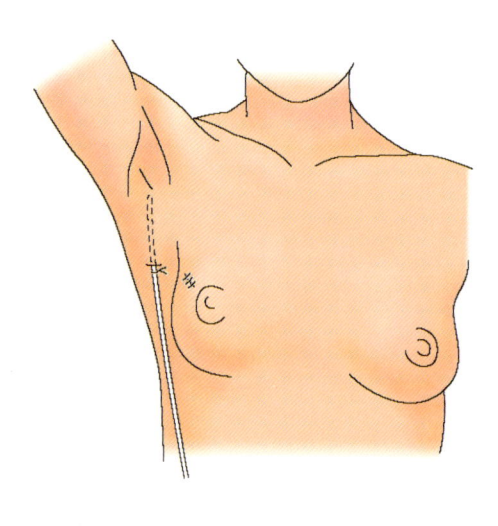

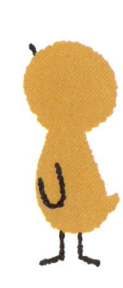

排液観察シート

	正常	異常	原因	処置内容
色	術直後は 血性 徐々に 淡血性〜漿液性 へ	血性 排液の持続，急激な量の増加　緊急度 A	出血	ただちに医師に報告とともにバイタルcheck ➡再手術となる可能性あり
		悪臭を伴う 混濁 膿性　緊急度 B	感染	①医師に報告しバイタルcheck ②排液を培養提出
量	皮下は術後4〜5日で，腋窩部は 30〜50mL／日以下 になれば抜去	50mL／時以上		

! 乳房切除術後は，圧迫止血が効きにくい部位からの出血やリンパ管断端から漏出するリンパ液が貯留しないよう，低圧持続吸引が必要となります

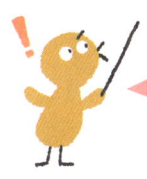

! 排液バッグは付属のキャリングバッグや手製のポシェットなどに入れ，首や肩から下げるようにします．その際バッグが挿入部より下方になるよう指導が必要です

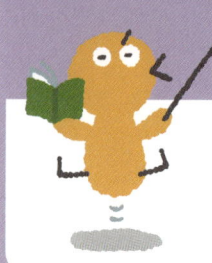

重要事項穴埋めテスト

第2章の最後にちょっと確認！
これだけは何度もテストして必ず覚えておきましょう

● 胃・直腸・肝臓・膵臓の切除後ドレーンは排液量が（①　　　）以下で（②　　　）であれば基本的に抜去できます．術直後に（③　　　）以上の血性排液がみられたら（④　　　）が必要です．

● 胸腔ドレーンの吸引圧は通常（⑤　　　）ですが医師の指示にしたがいます．閉塞防止に（⑥　　　）を行い，大気のドレーン内への流入を防ぐため（⑦　　　）は必ず（⑧　　　）します．接続がはずれたときもただちに（⑧　　　）します．また（⑨　　　）の他に（⑩　　　）や（⑪　　　）も確認します．

● 脳室ドレーンでは（⑫　　　）と（⑬　　　）の高さが（⑭　　　）になるように固定を維持し設定圧を調整します．頭部がずれた場合はそのつど（⑮　　　）します．また脳室内の組織をチューブが吸引する危険性があるので（⑯　　　）は厳禁です．
ドレナージ中は（⑰　　　），移動時は（⑱　　　）→（⑲　　　）→（⑳　　　）の順に（㉑　　　）します．
脳室ドレーンの抜去や（㉒　　　）は（㉓　　　）するので厳重に注意します．
また（㉔　　　）がクランプされたり（㉕　　　）ていると（㉖　　　）につながるので厳重に注意します．

全部わかる？すぐわかる？

Answer 答え
①200mL/日　②漿液性　③100mL/時　④ただちに医師に報告　⑤0〜−15cmH₂O
⑥定期的にミルキング　⑦バッグ交換時　⑧クランプ　⑨バイタルサイン
⑩液面の呼吸性移動の有無　⑪エアリーク量の急な増減の有無　⑫外耳孔
⑬チャンバー内の円盤　⑭5〜15cm　⑮再調整　⑯ミルキング　⑰クランプ開放
⑱患者側　⑲排液バッグ側　⑳エアフィルター　㉑クランプ　㉒オーバードレナージ
㉓生命の危険に直結　㉔エアフィルター　㉕髄液で濡れ　㉖オーバードレナージ

第3章
テスト編

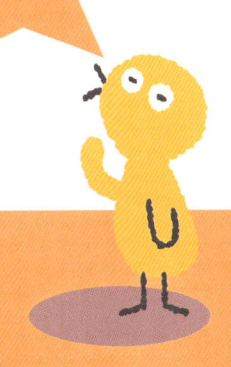

テスト編 1

①〜⑫のドレーンや臓器の名称，どんな手術後の挿入図なのかすぐわかりますか？

❶
( ) ( ) ( ) ( ) ( ) ( )

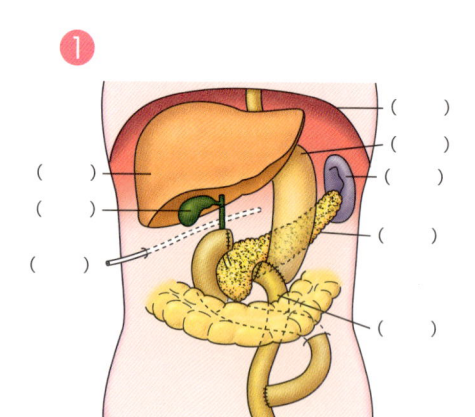

こたえはp.30へ

❷
( ) ( ) ( ) ( )

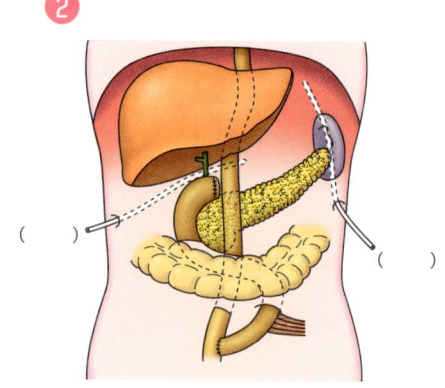

こたえはp.30へ

❸
( ) ( ) ( ) ( )

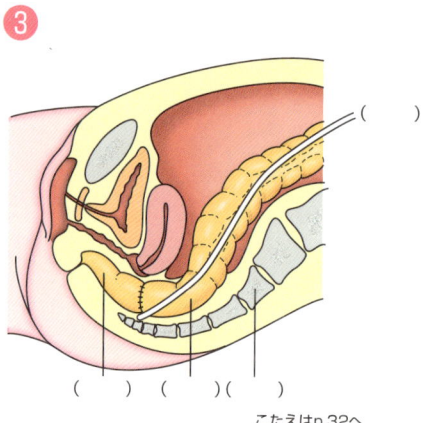

こたえはp.32へ

❹
( ) ( )

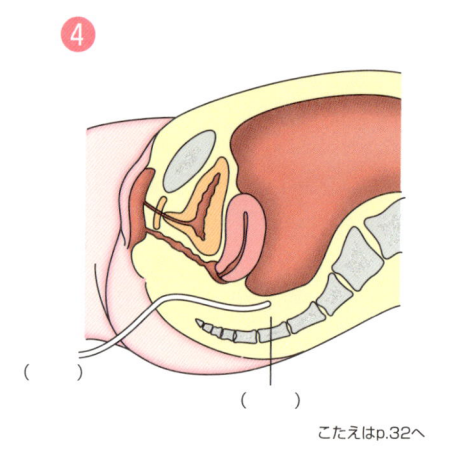

こたえはp.32へ

❺
( )

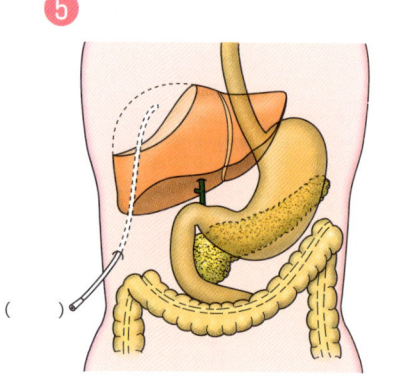

こたえはp.34へ

❻
( ) ( ) ( )

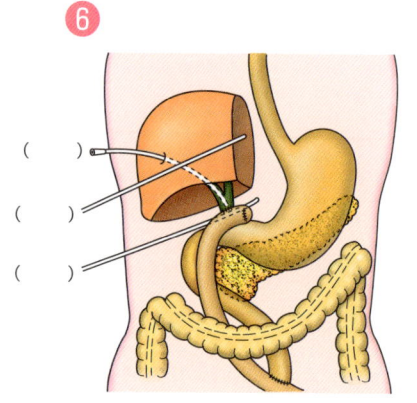

こたえはp.34へ

❼ （　）
（　）
（　）
（　）
こたえはp.36へ

❽ （　）
こたえはp.36へ

❾ （　）
こたえはp.38へ

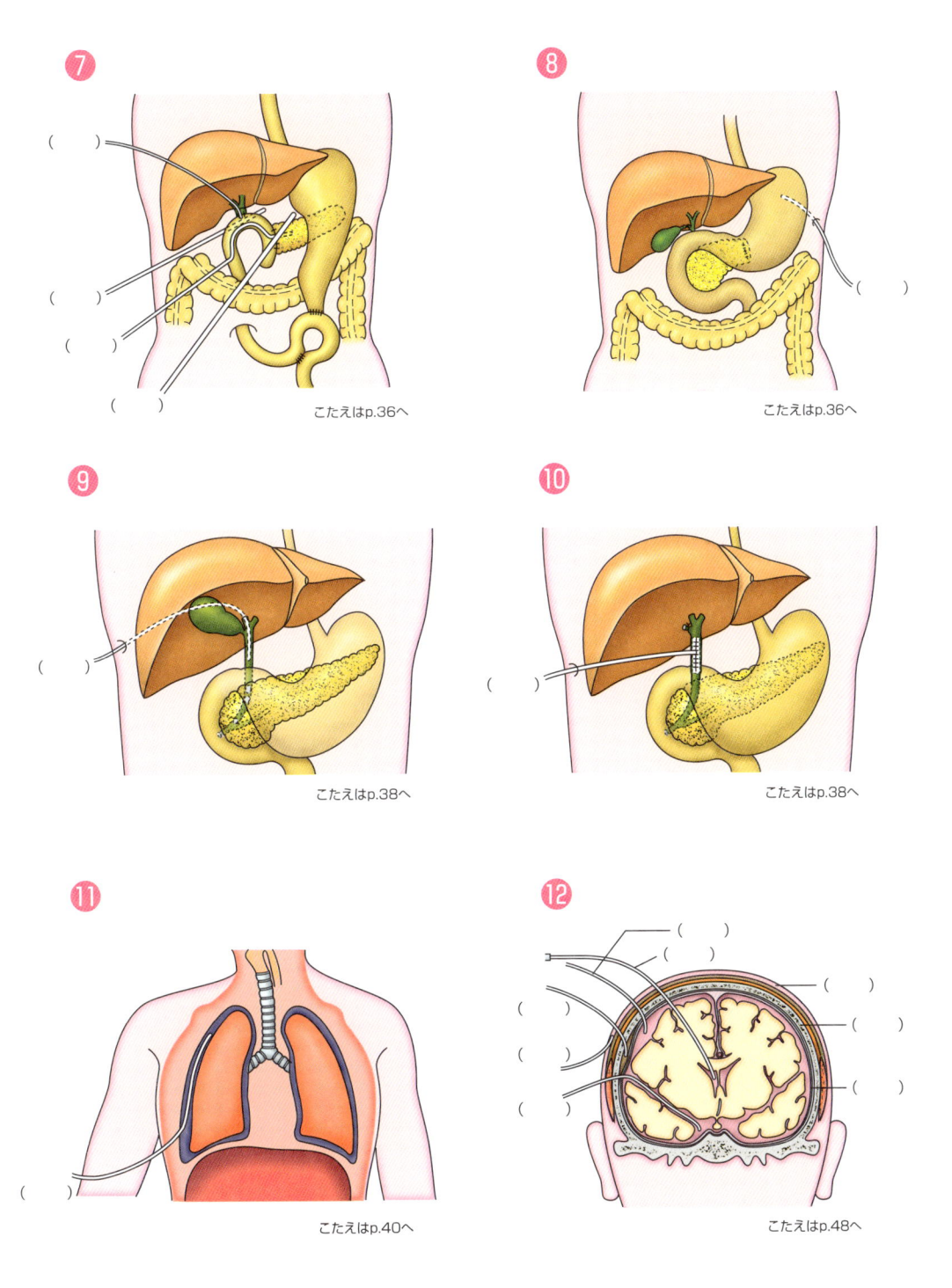

❿ （　）
こたえはp.38へ

⓫ （　）
こたえはp.40へ

⓬ （　）
（　）
（　）
（　）
（　）
こたえはp.48へ

まずは主要なドレーンの挿入図をしっかりと覚えておきましょう．そうすればその他の場合も習得しやすくなります

テスト編 2

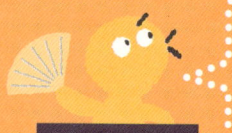

みて覚える！主要ドレーンの排液，正常／異常な色一覧

異常な色をみて原因と緊急度がすぐ思いうかびますか？

	正常	異常	原因	緊急度
胃 p.31／直腸 p.33／膵臓 p.37	(　　　)～(　　　)	(　　　　)	(　　　)	(　　　)
		(　　　　)	(　　　)	(　　　)
肝臓 p.35	上記に同じ	上記に加えて (　　　)	(　　　)	(　　　)
胸腔 p.41	上記に同じ	胃,直腸,膵臓の場合に加えて (　　　)	(　　　)	(　　　)
胆管 p.39	(　　　　)	(　　　　)	(　　　)	(　　　)

60

	正　常	異　常	原　因	緊急度
心嚢 p.45	(　　　)～(　　　)	(　　　)	(　　　)	(　　　)
		(　　　)	(　　　)の可能性	(　　　)
脳室 p.49	(　　　)～(　　　)	(　　　)	(　　　)	(　　　)
	(　　　)～(　　　)	(　　　)	(　　　)	(　　　)
硬膜外 p.53	(　　　)～(　　　)	(　　　)	(　　　)	(　　　)
		(　　　)	(　　　)	(　　　)

テスト編 3　合併症&トラブル発生，まず何をする!? それからどうする?!

（　　）内に入る言葉がすぐ思いうかぶようにしておきましょう

合併症発生！ 胃の縫合不全

- 対処1　まず（①　　　　　）
- 対処2　排液の（②　　　　　）➡（③　　　　　）投与
- 対処3　ドレーン（④　　　　　）の（⑤　　　　　）を保護

直腸の縫合不全，胆汁瘻の縫合不全の場合もほぼ同じ対処です．

合併症発生！ 膵液瘻

- 対処1　（⑥　　　　　）と（⑦　　　　　）投与
- 対処2　（⑧　　　　　）を行うこともあります
- 対処3　（⑨　　　　　）は（⑩　　　　　）の原因となるのでただちに（⑪　　　　　）

トラブル発生！ 胸腔ドレーンの抜去

- 対処1　（⑫　　　　　）で（⑬　　　　　）をふさぎ
- 対処2　（⑭　　　　　）を確認
- 対処3　患者さんに（⑮　　　　　），同時に（⑯　　　　　）

トラブル発生！ 胸腔ドレーンの接続がはずれた！

- 対処1　ただちに（⑰　　　　　）
- 対処2　あるいは（⑱　　　　　）
- 対処3　外部との交通を（⑲　　　　　）

トラブル発生！ 胸腔ドレーンの持続吸引時にエアリーク発生！

対処1 ①（⑳　　　　　）の有無，②（㉑　　　　　　　）の有無，
③（㉒　　　　　　）の有無，④（㉓　　　　　　）の有無　を確認

対処2 （㉔　　　　　　）があれば，締め直す

対処3 解消しなければ（㉕　　　　　）．同時に①（㉖　　　　　）や
（㉗　　　　　），②呼吸状態，③（㉘　　　　　）の有無，④エアリークは（㉙　　　　）か（㉚　　　　　）か，⑤（㉛　　　　　）
エアリークが生じたか把握する

トラブル発生！ 胸腔ドレーンの低圧持続吸引器のバッテリーが切れた！

対処1 コンセントのある場所に移動し（㉜　　　　　）

対処2 （㉝　　　　　）を確認

対処3 （㉞　　　　　）を行います．

トラブル発生！ 脳室ドレーンのオーバードレナージ

対処1 ただちに（㉟　　　　　）

対処2 （㊱　　　　　），（㊲　　　　　）を観察し，（㊳　　　　　）

対処3 （㊴　　　　　），など原因をさぐる

トラブル発生！ 硬膜外ドレーンの排液の流出が急に止まった！

対処1 （㊵　　　　　）を行い流出を促し

対処2 髄液漏の危険があるため（㊶　　　　　）注意

対処3 液面に（㊷　　　　　）がみられたり，（㊸　　　　　）が多量に
流出する場合はすぐ医師に連絡

答え
①絶食　②グラム染色・培養　③抗菌薬　④挿入部　⑤皮膚　⑥絶食　⑦サンドスタチン®　⑧持続洗浄　⑨膵液　⑩皮膚障害　⑪皮膚保護　⑫清潔なガーゼ　⑬挿入孔　⑭バイタルサイン，呼吸状態　⑮安静を促し　⑯医師にすぐ報告　⑰ドレーンをクランプ　⑱ドレーン先端を指で屈曲し　⑲遮断します　⑳ドレーン抜去　㉑接続部のゆるみ・はずれ　㉒チューブ損傷　㉓挿入部のゆるみ　㉔ゆるみ　㉕医師に報告　㉖排液の量　㉗性状　㉘皮下気腫　㉙間歇的　㉚持続的　㉛いつから　㉜設定圧に設定　㉝ドレナージ再開　㉞適宜ミルキング　㉟ドレーンをクランプ　㊱バイタルサイン　㊲神経徴候　㊳医師に連絡　㊴フィルターが濡れていないか　㊵ミルキング　㊶陰圧をかけすぎないように　㊷拍動　㊸透明な髄液

●著者紹介

清水潤三（しみず・じゅんぞう）
市立豊中病院外科部長

1985年 3月	大阪府立北野高等学校卒業		2000年 7月	市立堺病院外科医長
1991年 3月	大阪医科大学卒業		2004年10月	市立豊中病院外科医長
1991年 6月	大阪大学医学部第2外科		2011年 4月	大阪労災病院外科副部長
1992年 7月	関西労災病院外科		2013年 4月	同 肝胆膵外科部長
1995年 6月	大阪大学医学部第2外科		2019年 4月	市立豊中病院外科部長

日本外科感染症学会評議員、日本肝胆膵外科学会評議員・高度技能指導医、日本環境感染学会評議員、日本消化器外科学会専門医・指導医、日本外科学会専門医・指導医、日本内視鏡外科学会評議員技術認定（消化器・一般外科領域）、ICD協議会認定インフェクションコントロールドクター

曽根光子（そね・みつこ）
市立豊中病院看護部副主幹、皮膚・排泄ケア認定看護師

1998年 3月	藍野学院短期大学看護学科卒業
1998年 4月	市立豊中病院集中治療部および外科・救急診療科病棟勤務
2005年 3月	日本看護協会看護研修学校 認定看護師教育専門課程WOC看護学科修了
2005年 8月	日本看護協会WOC看護認定看護師（当時）取得
2006年 4月	市立豊中病院医療安全管理室主査
2008年 4月	市立豊中病院婦人科・内科病棟副主幹および看護師長
2011年 4月	市立豊中病院外科・泌尿器科病棟看護師長
2013年 7月	市立豊中病院外来副主幹
2017年 4月	市立豊中病院看護部副主幹

はじめてのシリーズ

はじめてのドレーン管理（かんり）

2007年 4月 5日発行　第1版第1刷
2024年 1月20日発行　第1版第14刷

著　者	清水 潤三　曽根 光子
発行者	長谷川 翔
発行所	株式会社メディカ出版 〒532-8588 大阪市淀川区宮原3-4-30 ニッセイ新大阪ビル16F https://www.medica.co.jp/
編集担当	井潤富美
装　幀	神原宏一
イラスト	ニガキ恵子　宇野千秋
印刷・製本	株式会社広済堂ネクスト

© Junzo SHIMIZU, Mitsuko SONE, 2007

本書の複製権・翻訳権・翻案権・上映権・譲渡権・公衆送信権（送信可能化権を含む）は、（株）メディカ出版が保有します。

ISBN978-4-8404-2100-3　　　　　　　　　　　　　　　　　Printed and bound in Japan

当社出版物に関する各種お問い合わせ先　（受付時間：平日9：00〜17：00）
●編集内容については、編集局 06-6398-5048
●ご注文・不良品（乱丁・落丁）については、お客様センター 0120-276-115